神经外科疾病
护·理·常·规

纪欢欢　孟萌　侯涛　主编

SHENJING WAIKE JIBING
HULI CHANGGUI

化学工业出版社
·北京·

内容简介

护理学是医学科学领域中重要的分支学科，在人类医疗实践中起着不可替代的重要作用。本书主要内容为神经外科常见疾病护理常规，如肿瘤类疾病、外伤类疾病、先天性疾病、功能性疾病、脑血管病、椎管类疾病、感染类疾病等，针对护理工作中常见的重点、难点进行论述。针对具体疾病，分为概述、病因、临床表现、治疗原则、护理措施和出院指导几方面内容进行介绍。

本书适合护理人员、护理院校师生阅读。

图书在版编目（CIP）数据

神经外科疾病护理常规/纪欢欢，孟萌，侯涛主编.—北京：
化学工业出版社，2021.11
　ISBN 978-7-122-40508-1

Ⅰ．①神…　Ⅱ．①纪…　②孟…　③侯…　Ⅲ．①神经外科学-
疾病-护理　Ⅳ．①R473.6

中国版本图书馆 CIP 数据核字（2021）第 260907 号

责任编辑：张　蕾　　　　　　　　　加工编辑：何　芳
责任校对：边　涛　　　　　　　　　装帧设计：史利平

出版发行：化学工业出版社（北京市东城区青年湖南街 13 号　邮政编码 100011）
印　　装：北京七彩京通数码快印有限公司
710mm×1000mm　1/16　印张 11½　字数 255 千字　　2022 年 4 月北京第 1 版第 1 次印刷

购书咨询：010-64518888　　　　　　售后服务：010-64518899
网　　址：http://www.cip.com.cn
凡购买本书，如有缺损质量问题，本社销售中心负责调换。

定　　价：49.80 元　　　　　　　　　　　　　　　　版权所有　违者必究

编写人员名单

主　编　纪欢欢　孟　萌　侯　涛

副主编　陈　瑜　邢　霞　刘　爽
　　　　　李　娟　张　媛　卢志珍

编　者
　　　　　王　蒙　王雯丽　王　永　王倩楠　纪欢欢
　　　　　李　娟　李俊玲　李桂芳　狄淬砺　刘诗雨
　　　　　刘佳丽　刘广韬　刘　爽　卢志珍　陈　瑜
　　　　　陈立英　侯　涛　张　媛　梁晋川　焉　燃
　　　　　渠晓雯　孟　萌　谢金娟　邢　霞　杨晓红
　　　　　赵贵亮　杨会会

前　言

　　随着医学科学技术的日新月异，神经影像诊疗设备的不断更新，神经外科疾病诊疗技术有了很大的进步，神经外科专业已经进入了一个新纪元。从神经显微外科技术、激光刀治疗技术、伽马刀治疗技术到更为精准的神经导航系统，神经外科已从经典神经外科走向显微神经外科，并发展到对患者创伤更小的微侵袭神经外科时代。在追求精准、微创诊疗的今天，专业精细化成为专科发展的必由之路。

　　神经外科疾病患者中，以急、危、重症者居多，如脑出血、重型颅脑损伤等，患者具有发病急、病情重、预后差的特点，住院患者多以手术治疗为主，鉴于颅脑这一区域的特殊性，其风险程度高，病情变化快，护理难度大，术后往往伴随不同程度的躯体活动障碍，患者自理能力差，有时会出现不同程度的意识障碍和认知状况的改变。疾病的突发状态往往给患者家庭成员带来极大的精神创伤，而后期治疗和康复还需承担巨大的经济和照护压力。如患者出现不良治疗结局不仅会降低生活质量，还会给家庭和社会带来巨大负担。护理过程中密切观察患者意识、瞳孔及颅内压变化，评估护理风险，发现潜在并发症并尽早实施干预，预见性发现患者康复过程中的问题，及时提供早期训练指导，给予患者和家属科学的健康教育、心理疏导，可有效预防各类并发症及意外事件的发生。这就要求神经外科护理人员必须具有深厚的专业知识和熟练的操作技能，用评判性思维能力指导临床工作，为患者提供高质量、专业化的护理服务。

　　全书分为八个部分。前七章介绍了肿瘤类疾病、外伤类疾病、先天性疾病、功能性疾病、脑血管病、椎管类疾病、感染类疾病，分别从概述、病因、临床表现、治疗原则、护理措施、出院指导进行阐述，最后附录部分介绍了神经外科相关护理常规，可协助广大护理人员对神经外科常见病护理进行指导，也可使患者及家属在康复治疗中有据可依。

　　由于编者知识水平有限，难免有疏漏之处，还望读者批评、指正，我们将在以后的更新版本中改正。

纪欢欢
2021 年 9 月

目 录

第一章 ▶▶

肿瘤类疾病

第一节 · 脑膜瘤

一、概述

脑膜瘤是起源于脑膜及脑膜间隙的脑肿瘤,发病率占颅内肿瘤的 19.2%,居第 2 位,女性:男性为 2:1,发病高峰年龄在 45 岁,儿童少见。许多无症状脑膜瘤多为偶然发现。多发脑膜瘤偶尔可见,文献中有家族史的报告。50%位于矢状窦旁,大脑凸面、大脑镰旁者多见,其次为蝶骨嵴、鞍结节、嗅沟、小脑脑桥角与小脑幕等部位,生长在脑室内者很少,也可见于硬膜外。其他部位偶见。

二、病因

脑膜瘤的发生可能与一定的内环境改变和基因变异有关,并非单一因素造成,可能与颅脑外伤、放射性照射、病毒感染以及合并双侧听神经瘤等因素有关。通常认为蛛网膜细胞的分裂速度是很慢的,上诉因素加快了细胞的分裂速度,可能是导致细胞变性的早期重要阶段。

三、临床表现

脑膜瘤属于良性肿瘤,生长慢,病程长。因肿瘤呈膨胀性生长,患者往往以头痛和癫痫为首发症状。根据肿瘤位置不同,还可以出现视力、视野、嗅觉或听觉障碍及肢体运动障碍等。在老年人,尤多以癫痫发作为首发症状。颅内压增高症状多不明显,尤其在高龄患者。在 CT 检查日益普及的情况下,许多患者仅有轻微头痛,甚至经 CT 扫描偶然发现为脑膜瘤。因肿瘤生长缓慢,所以肿瘤往往长得很大,而临床症状还不严重。邻近颅骨的脑膜瘤常可造成骨质的变化。

四、治疗原则

1. 手术切除

手术切除脑膜瘤是最有效的治疗手段。随着显微手术技术的发展，脑膜瘤的手术效果不断提高，使大多数患者得以治愈。

2. 放射治疗

良性脑膜瘤全切效果极佳，但因其生长位置，有17%～50%的脑膜瘤无法全切，另外还有少数恶性脑膜瘤也无法全切。上述两种情况需在手术切除后放疗。恶性脑膜瘤和血管外皮型脑膜瘤对放疗敏感，效果是肯定的。而一般良性肿瘤放疗是否有效仍有不同意见。

3. 其他治疗

激素治疗、分子生物学治疗、中医治疗等。

五、护理措施

1. 术前护理

（1）心理护理　主动与患者及其家属沟通，增强他们的治疗信心。由于患者长期受疾病的折磨，对手术存在恐惧心理，担心术中手术复杂，万一发生意外遗留后遗症等。医护人员应在充分理解患者及家属的基础上，做好患者及家属解释工作，讲清切除肿瘤的必要性，讲明若肿瘤属于良性，成功的手术基本等于痊愈。增强患者对医护人员的信任，使患者和家属密切合作。对术前特别紧张的患者，可于手术前夜肌内注射地西泮，以保证患者充足的睡眠。

（2）皮肤准备　为防止手术切口感染，要给患者做术前皮肤准备。由于女性患者往往难以接受，此时应耐心地向患者解释皮肤准备的重要性，告诉患者术后戴假发一样美观，使患者配合做好此项工作。去除活动义齿及各种首饰，修剪指甲并除去指甲油（以免影响经皮血氧饱和度的检测）。男性刮除胡须。

（3）备血及术前用药　由于脑膜瘤供血丰富，术前应遵医嘱做好交叉备血，备好一定量的血液，手术日晨遵医嘱肌内注射阿托品0.5mg、地西泮10mg。

（4）病房准备　为防止术后感染，清洁的病房环境非常重要。患者进手术室后，病房应更换床单、被套等，地面做好清洁及消毒工作。

2. 术后一般护理

（1）麻醉苏醒期护理　颅脑手术可因术中损伤和操作不当发生严重的并发症，有时甚至可危及生命，因此，在麻醉苏醒期应做好一切准备防止意外的发生。床边备好一切急救用品；患者回病房后，观察患者意识形态有无改变，瞳孔大小、直径及对光反射是否改变，眼外部肌活动是否正常，有无眼睑下垂、眼球异位等症状，有无定向力障碍，测量血压、脉搏、呼吸等生命体征；按医嘱给予持续心电监护加经皮血氧饱和度监测，持续低流量吸氧。保持呼吸道通畅，若口、鼻有分泌物，头应偏向一侧，并及时清理。

① 严密观察神志、瞳孔及生命体征的变化：术后24h是最易发生继发性颅内出血的时期。麻醉清醒前，随时观察患者神志、瞳孔及生命体征的变化。麻醉清醒后，按分级护理要求巡视病房，观察患者神志、瞳孔及生命体征的变化。

② 体位：去枕平卧位6h，头偏向一侧，防止呕吐物误吸。翻身时注意稳定头部，防止头部或者颈部过度扭曲或者震动，保持呼吸道通畅。麻醉清醒、拔除引流管后，协助患者取15°～30°头高位，以减轻脑水肿及防止肺部感染。鼓励患者自行咳嗽、咳痰。

③ 补液治疗：脑膜瘤切除术后遵医嘱行常规的脱水、激素、止血、抗感染、补液等药物治疗。

（2）引流管的护理 保持引流管通畅，避免扭曲、反折及脱出。严密观察引流量、引流物的颜色。发现过多的血性引流物应及时通知医生。严禁自行调节引流袋的高度。

3. 饮食护理

大手术后全身代谢加快，耗氧量增加，机体处于负氮平衡状态，必须要补充足够的营养物质，术后一般静脉营养3天。进食时宜进食高营养、高纤维的食物。

4. 术后并发症的观察及护理

（1）脑水肿伴脑出血 密切观察患者的意识、瞳孔及各项生命体征的变化；协助医生观察患者肌力，早期发现颅内有无出血压迫脑功能区，防止发生功能区不可逆的变化；遵医嘱使用脱水、降颅压及止血等药物治疗，随时监测患者的尿量变化；尽早进行功能康复训练及高压氧治疗，促进功能恢复。

（2）癫痫 癫痫可能是术后脑组织缺氧及皮质运动区受刺激所致，遵医嘱给予预防性或者治疗性抗癫痫药物。

六、出院指导

1. 观察和保护伤口

如果出院的时候伤口还没有拆线，应保持伤口敷料清洁、干燥，并且遵医嘱按时回医院换药。同时注意观察伤口，如果出现红、肿、热、痛或者渗血、渗液打湿敷料应及时就医。如果伤口愈合良好，通常术后5～10天可以拆线。具体拆线时间需要医生根据伤口愈合情况决定。在伤口愈合阶段可能会感觉伤口刺痒，这是损伤的神经修复时刺激皮肤引起的，是正常的现象，以后会自然消失。不要搔抓伤口及其周围皮肤。注意不要让阳光直接照射手术部位的皮肤，外出时可戴帽子。

2. 日常生活注意事项

（1）合理饮食　脑膜瘤患者出院后宜以高热量、高蛋白（鱼、鸡、蛋、奶等）、富含纤维素（芹菜、韭菜等）和维生素的饮食为主，这样既能补充营养，又能预防便秘。便秘对病情是有影响的，如果颅脑肿瘤手术后的患者过于用力排便，会使颅内压增高，加重脑水肿，还可能增加出血的风险。另外，患者还要注意不要进食咖啡、浓茶、辛辣等刺激性食物，以免对胃肠道和脑部造成刺激而不利于病情恢复。保持良好的生活习惯，生活规律，劳逸结合，这些均利于身体恢复，可提高身体免疫力。

（2）戒烟、戒酒　抽烟、喝酒都会对身体产生不好的影响，均应戒除。

（3）合理服药　遵医嘱按时、按量服药。不要自行停药、换药或增减药量，尤其是抗癫痫、抗感染、激素类药物，以免加重病情。注意观察用药后的反应，如有不适应及时就诊。

3. 注意观察病情变化

出院后，如果患者出现头痛、头晕、视力下降、恶心、呕吐、发热、乏力、肢体麻木等不适，应及时就医。

4. 特别护理指导

（1）肢体活动障碍的患者　注意避免局部皮肤长期受压，以免形成压疮。要坚持肢体功能锻炼，最大限度恢复体能。锻炼时必须有人陪护，防止患者受伤。注意循序渐进地锻炼，以患者不感到疲劳为宜。

（2）神经功能受损的患者　由于肿瘤本身压迫脑组织或手术后脑组织粘连等原因，部分患者可能有神经功能受损的表现，如癫痫、丧失语言表达和理解能力、听力障碍、视力障碍和记忆力减退。这类患者应尽量不要单独外出，以免发生意外。必须外出时可随身携带卡片（写上家庭地址、患者姓名、家属联系方式）。平时还要注意防止患者烫伤、摔伤等。有听力障碍的患者，必要时可配备助听器。

5. 定期复查

出院后患者需要定期复查，以便了解脑部恢复情况及有无脑膜瘤复发。复查时间：出院后1个月门诊复查1次，之后2年内每3～6个月复查1次，2年之后每年复查1次。复查项目通常包括CT或MRI检查。服用抗癫痫药物的患者，还应遵医嘱定期复查血常规、生化和血药浓度。注意：每次复查需携带以往的检查资料。具体复查时间和复查项目听从医生安排。医生可能会视情况调整药物剂量。

第二节 · 鞍区肿瘤

一、概述

生长在蝶鞍区域的肿瘤被统称为鞍区肿瘤。鞍区属于神经外科的解剖概念,蝶鞍区附近的区域则被称为鞍区,所以生长在这一区域的肿瘤都被统称为鞍区肿瘤。鞍区肿瘤可分为鞍内、鞍上、鞍旁、鞍后及鞍下肿瘤。其中鞍旁多为脑膜瘤等,鞍后多为脊索瘤等,鞍下为蝶窦肿瘤,根据其各自的临床特征及 X 线表现易于鉴别。而鞍内与鞍上肿瘤之间及与发生在此部位的其他病变之间常相互混淆。

二、病因

垂体瘤是成人鞍区占位的常见病因,颅咽管瘤是儿童鞍区占位的常见病因。

三、临床表现

1. 垂体腺瘤

(1) 分类

① 催乳素细胞腺瘤:女性表现为闭经、泌乳、不孕,重者睫毛、阴毛脱落,皮下脂肪增多,乏力、易倦、嗜睡、头痛,性功能减退等。男性表现为性欲减退、阳痿、乳腺增生、胡须稀少,重者生殖器萎缩、精子减少、不育等。

② 促肾上腺皮质激素腺瘤:表现为向心性肥胖。重者闭经,性欲减退,全身乏力甚至卧床不起。

(2) 常见症状　主要表现为生长激素过多,未成年时生长过快,甚至发育成巨人症。成人后为肢端肥大。可有饭量增多、毛发多、皮肤粗糙、色素沉着。重者感全身乏力、头痛、关节痛。

(3) 视力、视野障碍　早期常无障碍。随肿瘤长大,压迫视神经、视交叉可出现视力、视野障碍,表现为双颞侧偏盲或一眼正常、另一眼颞侧偏盲。重者可失明。

(4) 影像学检查　分为大腺瘤与微腺瘤。X 线平片可见蝶鞍扩大,骨质吸收、破坏,鞍底下陷,偶尔见钙化。

① 大腺瘤:CT 表现肿瘤呈圆形,分叶或不规则,冠状位可呈哑铃状,一般为等密度。

② 微腺瘤:CT 表现为垂体高度异常、垂体内密度改变、垂体上缘膨隆、垂体柄移位、鞍底骨质改变、血管丛征。

总之,成年人首先出现垂体障碍,双颞侧偏盲,视盘原发性萎缩,蝶鞍球形扩大,可考虑垂体腺瘤。它与颅咽管瘤的区别是后者发病年龄较轻，多在 20 岁以前发病，但也有成年后发病者。垂体瘤也有多饮、多尿，但尿量不太多，尿比重不低。颅咽管瘤的尿崩症，尿量多，尿比重低。颅咽管瘤半数患者可出现视盘水肿和继发性萎缩，鞍区及鞍上钙化。与鞍结节脑膜瘤的区别是：早期脑膜瘤无内分泌变化。双颞侧偏盲较少，多为一眼颞侧偏盲。蝶鞍正常。颈动脉造影示眼动脉有分支穿过颅底供应鞍结节及其附近。常可见由鞍结节向后上方呈放射状血管。与异位松果体瘤的区别在于 75%鞍区异位松果体瘤首发症状为尿崩症。垂体腺瘤的多饮、多尿症状一般是在垂体前叶功能障碍之后发生。

2. 颅咽管瘤

可生长于鞍内、鞍上、鞍旁或鞍内外同时存在。易与垂体瘤相混淆。典型者多发于儿童或青春期前。患者表现为垂体内分泌功能低下，发育停滞，可有侏儒症。约 1/3 患者有尿崩症。视野为双颞侧偏盲或单眼颞侧偏盲或正常。视盘为原发萎缩或水肿及继发萎缩。蝶鞍扩大者不足 1/2，但鞍上、鞍内多有钙化为其特征。颈动脉造影见大脑前动脉根部向上向后移位，颈内动脉虹吸部张开或脑血管呈脑积水样改变。表现以囊性和部分囊性为多，CT 值变化幅度大，大多数实体部分或囊壁部分可出现钙化，钙化形态不一。总之，儿童或青春期有侏儒症、鞍内和（或）鞍上有钙化应考虑颅咽管瘤。鞍上异位松果体瘤与视交叉部胶质瘤也好发于儿童或青春期，也有垂体前叶功能障碍，但罕有钙化。颅咽管瘤约 1/3 的患者有尿崩症，其中，1/10 为首发症状，而异位松果体瘤尿崩症达 75%，且均为首发症状。鞍结节脑膜瘤好发于成年，无尿崩症，亦无垂体内分泌障碍，无侏儒症，无蝶鞍扩大。鞍部上皮样囊肿无内分泌障碍，蝶鞍不大亦无钙化，CT 示低密度病灶。

3. 鞍结节脑膜瘤

成年发病，可有一侧或颞侧偏盲，视神经原发性萎缩，蝶鞍正常。CT 扫描见鞍上有高密度影像，可诊断为鞍结节脑膜瘤。鞍结节脑膜瘤与鞍部上皮样囊肿的临床症状相似，常不易鉴别。蝶鞍有骨质改变者倾向于脑膜瘤。脑血管造影，脑膜瘤有供血动脉及肿瘤血管影像。上皮样囊肿没有这些改变，CT 表现多为低密度病变。鞍结节脑膜瘤多为高密度病灶。

4. 鞍部异位松果体瘤

发生于儿童及青春期。有垂体前叶及后叶功能障碍。多有颞侧偏盲及原发性视神经萎缩。蝶鞍多半正常。凡学龄儿童、青春期有尿崩症，很久以后又出现垂体功能障碍及视野偏盲者应考虑诊断为异位松果体瘤。本病与颅咽管瘤的鉴别见前述。

5. 脊索瘤

少见，多发生在成年人。常位于颅底中央部，如斜坡，可向鞍区侵犯。患者有多发脑神经麻痹症状，如头痛、视力减退、双颞侧偏盲、视神经原发性萎缩。X 线颅底可见骨质破坏。视神经或视交叉胶质瘤少见，多发于儿童，视神经胶质瘤患者的主要症状为患侧眼球突出，视力障碍，视野缩小及视盘水肿。来自视交叉的主要症状为头痛、内分泌障碍症状、视力减退、偏盲、视盘水肿或原发性视神经萎缩等。有不同程度的视力丧失，视神经孔扩大，蝶鞍多正常，垂体内分泌测定多为正常。神经鞘瘤大多数发生在感觉神经，运动神经发生者很少。侵及鞍区以三叉神经鞘瘤最多。有三叉神经鞘瘤的初发症状，如疼痛、感觉麻木、迟钝、灼热感等。

6. 鞍内、鞍上非肿瘤性疾病的鉴别

（1）球后视神经炎　发病急，常一眼或双眼视力迅速减退，以后逐渐稳定并好转。眼球转动时头痛，但也有不头痛者。视野改变不典型，有中央暗点或旁中央暗点，可有周边视野缩小。颅内压不高，蝶鞍正常，无内分泌改变。病程长且有感染病史，但一般无内分泌过旺现象。而肿瘤性病变，视野多先受累，视力至晚期才有下降。气脑造影交叉池充气不良。脑血管造影或 CT 有助于鉴别。

（2）交通性脑积水　可使脑室扩张，第三脑室前部扩张伸至蝶鞍可使其扩大。视力、视野可有障碍，少数患者有内分泌症状，如闭经、肥胖等。病史可能有慢性感染史，颅骨 X 线平片有时有指压迹增多。气脑造影、脑血管造影及 CT 可以帮助鉴别。

（3）鞍内动脉瘤　常发生在鞍上、鞍旁，而鞍内动脉瘤罕见。可有双颞侧偏盲、垂体功能低下及蝶鞍扩大，易被误诊为垂体瘤和颅咽管瘤。若有突发头痛及一侧Ⅲ、Ⅳ、Ⅵ或Ⅴ脑神经麻痹，应想到动脉瘤的可能，脑血管造影可资鉴别。

（4）空蝶鞍　中年发病，女多于男，多有头痛、视力减退，视野障碍常不规则，有时有肥胖、闭经等内分泌症状。蝶鞍可略大或正常。主要鉴别方法为气脑造影可见鞍内有气体进入，或用阳性对比剂造影，可更清楚地显示。

四、治疗原则

手术治疗是鞍区肿瘤的主要治疗方法，垂体腺瘤的手术方法有以下几种。
① 经单鼻孔-蝶窦入路。
② 经唇下-蝶窦入路。
③ 经颅入路：额下硬膜下入路。
④ 翼点入路。
⑤ 经眉额下锁孔入路。

五、护理措施

1. 术前护理

由于鞍区的特殊解剖位置及其结构的重要生理功能，因此在临床表现上有其特殊性，如身材矮小、巨人症、肢端肥大患者的特殊面容、性功能障碍等，使部分患者有较严重的自卑心理，甚至有极少数患者出现"厌世"情绪。同时手术具有一定的危险性，患者往往感到不安、害怕和烦躁，甚至影响休息和睡眠。护士在术前必须了解患者的病情及心理状况，给患者耐心地讲解此类手术成功的经验、手术大致过程及术前术后应注意的事项。患者的情绪因素和人格因素都会影响应对策略的选择，因此，应做好患者的心理疏导，消除患者对手术的消极、紧张、恐惧的心理，避免不必要的病情变化，同时将患者的心理状态向医生反映，医护双方共同制订应对策略。

2. 术后护理

(1) 生命体征及神志、瞳孔的观察　由于鞍区肿瘤的特殊位置，手术风险及难度较大，因此术后应设专人护理，每 15～30min 观测患者的意识、瞳孔、血压、脉搏及呼吸，若发现异常及时通知医生。患者术后最严重的并发症是颅内急性出血，如观察不仔细或者发现较晚，将会给患者造成严重后果甚至死亡。颅内发生出血时，意识、瞳孔的变化一般早于生命体征的变化，开颅手术术后并发颅内出血绝大多数在术后 24h 内发生，所以在患者麻醉清醒，特别是术后24h，随时观察患者的意识状况及瞳孔大小、形态、对光反射等，如有异常及时告知医生。另外，术前患者可有视力及视野障碍，甚至因肿瘤对视神经的严重压迫而导致瞳孔散大及失明。因此，术前了解视力及瞳孔情况，可准确判断患者术后情况，以免出现误判。

(2) 尿崩症的观察及护理　水钠紊乱是鞍区肿瘤术后的常见并发症，与术后抗利尿激素（ADH）分泌不足有关。在临床工作中，常见的水钠紊乱为尿崩症。术后尿崩症有三种类型：①暂时型，患者多饮多尿，术后 12～36h 恢复；②拖延型，患者多饮多尿持续 1 个月以上，约 1/3 该型患者可持续 1 年以上；③三相相反型，首先由于下丘脑和垂体损伤，抗利尿激素（ADH）水平下降，术后 4～5 天内出现多饮多尿。其次是由于多饮多尿 4～5 天后储存 ADH 细胞死亡释放 ADH 使其水平一过性回升，出现症状缓解，甚至水潴留，最后可转变为暂时型或拖延型。由此可见，无论哪一种类型，在术后早期患者均有尿量增加，而术后早期的平稳过渡是鞍区肿瘤手术患者顺利康复的重要保证。因此，对于鞍区肿瘤术后患者，围术期内尿量的观察和详细记录是非常重要的。观察每小时尿量的意义大于 24h 尿液总量，这样便于医生及时掌握病情变化。对于中重度尿崩症患者，在补充液体的同时，应给予垂体后叶素 0.05～0.1g/kg，控制尿量在 200mL/h 左右。如每小时尿量超过 200mL，应及时通知医生给予相应处理。

（3）发热的观察及护理 下丘脑是人体的体温调节中枢，鞍区手术术后可能会造成下丘脑体温调节中枢紊乱而出现中枢性高热，中枢性高热表现为稽留热，体温一般维持在 39～40℃，甚至高于 40℃，并且难以降温，临床上除冰袋、酒精及温水擦浴外，还需给予解热药、人工冬眠术，甚至可以使用亚低温进行降温。鞍区手术术后需严密观察、区分患者是中枢性发热还是术后吸收热。术后吸收热一般体温维持在 38℃左右，很少超过 39℃，若体温持续高于 39℃，就要警惕是否为中枢性高热。

（4）上消化道出血的观察及护理 由于机体的应激反应可能会导致应激性胃炎从而出现上消化道出血。术后注意观察患者，如出现顽固性呃逆、呕吐物颜色及胃管引流液呈咖啡色、大便呈黑色，提示有上消化道出血，应及时通知医生给予对症处理。

（5）下丘脑损害及垂体功能低下的观察及护理 由于鞍区肿瘤的特殊位置，及其与下丘脑及垂体的解剖关系密切，因此术后可能出现这两者的损害。所以术后密切观察患者，及时发现病情变化，并给予积极处理，可使患者平稳渡过围术期。下丘脑损害是鞍区肿瘤术后严重的并发症，是围术期患者的主要死亡原因。患者表现为意识障碍、高热、水及电解质平衡紊乱等。患者在术后出现难以解释的精神状态，常是发生下丘脑损害表现的先兆。因此，术后密切观察是极其重要的，在损害发生早期即给予积极处理，可挽救部分患者的生命。由于肿瘤的挤压和破坏，患者多有垂体功能低下，表现为精神差、全身无力、怕冷、食欲低下等。术前、术后应及时准确了解患者的肾上腺皮质功能、甲状腺功能并及时调整至正常水平，不仅可以预防垂体功能低下，且是术后平稳过渡的重要保证。术前、术后给予适当的皮质激素、甲状腺素是十分必要的，以往的经验多强调皮质激素的应用，但我们认为两者均有不可替代的作用，尤其在预防术后早期的"垂体危象"方面十分重要。

六、出院指导

出院后要加强营养，进食高蛋白、高热量、富含营养及易消化的食物，宜少食多餐。注意休息，行动不便者需有人陪伴，以防跌伤；有肢体功能障碍者，应被动活动肢体，以减轻功能障碍，防止肌肉萎缩；有继发癫痫者，不宜单独外出，不宜攀高、游泳等。出院 3 个月到医院复查，并定期复查，长期随诊。按时按量用药。激素替代治疗要逐渐减量才能停药。糖皮质激素的替代治疗既要充分又不能过度，过度补充将加重原有的尿崩症状。通常垂体前叶功能减退替代治疗越充分，尿崩症状可越加剧。注意血糖、尿量变化。注意自我保健。

第三节 · 松果体区肿瘤

一、概述

松果体区肿瘤在成人颅内肿瘤的发病率不足1%，在儿童和青少年发病率较高，发病年龄在12岁左右，男女比例约为3∶1。松果体区肿瘤病理类型十余种，可分为两大类：第一类为起源于松果体腺的肿瘤，包括由生殖细胞分化而来的肿瘤（主要是生殖细胞瘤和畸胎瘤）和松果体实质细胞分化而来的肿瘤（主要是松果体细胞瘤和松果体母细胞瘤）；第二类为起源于松果体腺周围组织结构的肿瘤，包括胶质瘤、脑膜瘤、转移瘤及非肿瘤性病变（如松果体囊肿、蛛网膜囊肿、脂肪瘤、皮样囊肿等）。

二、病因

松果体区肿瘤的病因尚未明确。有学说认为生殖细胞肿瘤与胚胎早期原始生殖细胞移行异常残留在松果体区和鞍上区有关，该细胞是多能分化细胞，向上皮分化时形成胚胎性癌，向卵黄囊分化时形成卵黄囊瘤或内胚窦瘤，向绒毛膜细胞分化时形成绒毛膜癌。

三、临床表现

主要表现症状：病程长短不一，取决于肿瘤的组织学类型、位置和体积大小。一般病程较短，多在1年以内，可为10天至2.5年，平均约6个月。肿瘤的临床症状主要有以下三方面。

（1）颅内压增高

（2）邻近结构受压征

① 眼征：肿瘤压迫四叠体上丘可引起眼球上下运动障碍、瞳孔散大或双侧瞳孔不等大等。

② 听力障碍：肿瘤体积较大时可压迫四叠体下丘及内侧膝状体而出现双侧耳鸣和听力减退。

③ 小脑征：肿瘤向后下发展可压迫小脑上脚和上蚓部，出现躯干性共济失调及眼球震颤。

④ 丘脑下部损害：表现为尿崩、嗜睡和肥胖。

（3）内分泌紊乱

① 性征发育不全或不发育。

② 性早熟：男孩表现为声音变粗、长阴毛、阴茎增大；女孩表现为乳腺发育、月经提早。

四、治疗原则

1. 伽马刀立体手术治疗

由于该部位肿瘤位置深，周围解剖结构复杂，且邻近重要脑功能区及深部血管，开颅手术风险极大，故伽马刀可作为首选治疗。

理由为：①直接开颅手术死亡率为 5%～10%；②75%的肿瘤为恶性，不能全切（即使为良性肿瘤，全切的成功率亦较低），且 75%的患者对伽马射线敏感；③手术增加了肿瘤发生脑脊液播散的可能。

总体来讲，伽马刀治疗该部位肿瘤治疗效果良好，尤其是生殖细胞瘤和松果体母细胞瘤。Backlund 等应用伽马刀治疗 19 例不同性质的松果体区肿瘤，收效满意，患者的高颅压症状完全消失，肿瘤缩小或消失，死亡率与病残率为 0。由于伽马刀治疗不能明确肿瘤性质，故术后应严密随访。恶性程度高的松果体区肿瘤在伽马刀治疗后最快仅 1 个月肿瘤就会消失，多数在 3 个月后消失，故术后 2～3 个月需行磁共振复查。此类肿瘤恶性程度高，易在脑和脊髓腔中播散，故明确诊断后应补做全脑及脊髓放疗。

2. 手术治疗

根据肿瘤的发展方向，要采用不同的手术入路。松果体区肿瘤体积巨大，压迫导水管引起严重脑积水者需在伽马刀治疗前行开颅手术，以解除高颅压症状。手术方法有以下两种可以选择。

（1）第三脑室造口术 在内镜辅助下，将第三脑室底前的终板池打开，解除脑脊液流通梗阻。

（2）脑室腹腔分流术 安装分流管将脑脊液引入腹腔。

五、护理措施

1. 高颅压脑积水护理

松果体区肿瘤位于中线部位，易堵塞中脑导水管，形成梗阻性脑积水致高颅压，在短时间内出现进行性头痛、呕吐、意识改变甚至呼吸停止，因此应密切观察患者的神志、瞳孔及生命体征变化，如患者出现脉搏缓慢、血压升高、脉压增大，根据医嘱行降颅压处理以缓解高颅压。松果体区部分病变如蛛网膜囊肿或其他小的良性病变因手术损伤小，打通第三脑室后部后可不行脑室外引流，大多数松果体区肿瘤术后应行持续脑室外引流 7～10 天，即使术中肿瘤已全切，第三脑室后部已打通，因为手术后静脉系统受到一定损害，侧支循环代偿开放也需要一定时间，术后 3～5 天局部水肿明显，使开放的第三脑室后部闭合，脑脊液循环通路再次阻塞，这种水肿持续不超过 2 周，一般在 10 天消退；即使术前已行第三脑室底造口，术后仍应置脑室外引流管 2～3 天，将脑室内血液和残存肿瘤引出，减少术后反应。所以做好术后脑室外引流护理对手术效果及减轻患者术后反应有事半功倍的作用。

2. 术后引流管的护理

术后引流装置应保持一定高度，一般在侧脑室平面上 10～15cm 为宜，做好患者和家属宣教，不能将引流装置随意抬高或降低；保持引流管通畅，防止受压、扭曲、脱出；密切观察引流液的颜色、性状、量及患者的神志、瞳孔、生命体征变化；每天换药，严格执行无菌操作，防止发生感染，观察头部敷料情况，如有渗液、敷料移位及松脱应及时报告医生立即处理；当病情稳定、脑脊液循环通路通畅后可考虑拔管，拔管前应夹管24h，通过观察患者的临床表现结合动态影像学检查决定能否拔管，拔管前后做好患者及家属的宣教及心理护理。

3. 术后并发症护理

（1）颅内出血　由于手术中脑脊液大量丢失，术后可出现颅压低，极易出现颅内出血。术后应转入重症监护室，监测生命体征及经皮血氧饱和度，密切观察神志、瞳孔变化，术后意识改变在排除脑积水、中脑损伤因素外，应考虑有无颅内出血及局部梗死因素。松果体区生殖细胞瘤富含血管，术后易出血，遵医嘱行头颅 CT 检查，排除颅内出血。

（2）瞳孔改变　松果体区肿瘤患者术前、术后因上丘脑损害，可出现瞳孔改变和上视困难；术后瞳孔变化应与意识改变结合起来观察。某 2 岁畸胎瘤患儿，术后水肿高峰期多次出现双侧瞳孔散大，但意识清楚，未经特殊处理，1 周后恢复。

（3）其他　眼外展功能障碍、共济失调、精神病性症状等临床表现，可在松果体区肿瘤患者术前、术后不同程度产生，术后短期内大多数患者都能恢复，无需特殊处理。有精神病性症状患者应加强对家属的宣教，做好安全措施，避免发生意外及亲情伤害。松果体区生殖细胞瘤术后可出现尿崩和水、电解质紊乱，包括多饮、多尿、高钠血症、低钠血症等改变，术后应严密观察并准确记录 24h 出入水量，做动态电解质检查，根据检查结果遵照医嘱行对症处理，做好相关宣教，维持水、电解质平衡。

六、出院指导

出院后随访 3～24 个月，以伽马刀治疗或手术前后症状以及影像学变化为观察指标，评价疗效。有效为症状消失，影像检查示脑室缩小或无变化；无效为症状无改善或者加重，术后影像检查示脑室继续扩大或无变化。出院后准时、正确遵医嘱服药，嘱患者进行耐心、有效的锻炼，促进脑神经功能的恢复。保持良好的心理状态，积极参与力所能及的社会活动，最大限度地促进机体的康复并重返社会。定期门诊随访，如遇头痛、呕吐、视力下降等病情变化应及时到医院就诊。

第四节 · 海绵窦区肿瘤

一、概述

海绵窦区肿瘤，是指原发于海绵窦腔内或由海绵窦腔外向海绵窦侵袭的肿瘤，原发于海绵窦区的肿瘤并不多，大多数肿瘤原发于海绵窦邻近部位。

二、病因

原发于海绵窦区的肿瘤并不多，大多数肿瘤原发于海绵窦邻近部位。海绵窦区肿瘤较多见的有脑膜瘤、神经鞘瘤、垂体腺瘤、头颈部恶性肿瘤（如鼻咽癌）和转移瘤等。根据病变的起源或中心可分为三类：主要在海绵窦内发生的病变，如脑膜瘤、神经鞘瘤、血管外皮细胞瘤等；从邻近结构侵入海绵窦的病变，如垂体腺瘤、鼻咽癌等；转移性或血液病，如淋巴瘤等。

三、临床表现

海绵窦区肿瘤的临床表现通常取决于肿瘤的位置、大小、性质。由于毗邻关系复杂，因此海绵窦区一旦受累，有可能引起海绵窦综合征，但其表现不如颈内动脉海绵窦者症状典型。其他如视神经、脑垂体等受压的表现亦各不相同。因此，临床上其诊断主要依靠 CT 及 MRI 等影像学检查。在 CT 扫描中，局限于窦内的肿瘤可见海绵窦饱满，内有异常密度影。邻近部位的肿瘤侵及海绵窦或窦内肿瘤突破囊壁向外延伸者，可见窦内外异常密度浑然一体，包绕海绵窦段颈内动脉。MRI 更可清晰显示肿瘤与海绵窦、颈内动脉及其他结构的关系，而且是唯一能够确诊硬膜间海绵窦肿瘤的手段。邻近部位的肿瘤的特征是海绵窦段颈内动脉被推向内侧，这与海绵窦内肿瘤包绕海绵窦段颈内动脉迥然不同。此外颅骨 X 线平片中，蝶骨、蝶鞍、颅中窝的骨孔、岩尖等可能有骨质破坏和吸收，脑血管造影中颈内动脉海绵窦段受压移位或抬高等表现都有助于海绵窦肿瘤的诊断。

四、治疗原则

由于海绵窦区结构的复杂性，含有丰富的血管和神经，包括颈内静脉、视神经、三叉神经、动眼神经、滑车神经、外展神经等，海绵窦本身又是一个静脉窦，其内有较多的静脉血，在手术过程中可能对血管和神经造成一定的损伤，所以开放手术风险较高，因此一般肿瘤较小者推荐放射治疗，放射治疗也可以使局部肿瘤逐渐缩小，延长患者的生存期。

海绵窦区肿瘤手术可选择额颞眶颧入路、改良翼点经侧裂入路、额颞断颧弓入路、颞下入路、经鼻内下方入路等。海绵窦区手术最关键的点是控制出血。

海绵窦区肿瘤也可以选择伽马刀治疗。伽马刀治疗是立体定向放射科的主要治疗手段，根据立体几何原理，将颅内病变的组织选为靶点，使用伽马射线进行一次性大剂量的聚焦照射，使局部病灶坏死，从而达到治疗的效果。

五、护理措施

1. 术前护理

（1）心理护理　做好患者术前心理护理，减轻患者焦虑、恐惧的心理，指导患者保持良好的心态，正确对待手术及疾病，使患者正确认识手术的必要性，并对手术中可能出现的各种并发症有一定的心理准备。

（2）皮肤准备　为防止手术切口感染，给予患者头部备皮。若男性患者胡须较多，给予刮除胡须。若女性患者月经来潮，应及时告知主管医生。

（3）备血及术前用药　由于手术位置的特殊性及复杂性，术前应遵医嘱备好一定量的血，防止术中大量出血。术前遵医嘱给予抗生素。若术前一日患者因紧张及焦虑而无法入眠时，可遵医嘱给予安眠药。

（4）术前患者准备　指导患者术前戒烟，防止或者减轻术后呼吸道并发症的发生。术前肺部有感染的患者遵医嘱应用抗生素。指导患者床上使用便器，以适应术后排便方式的改变。

（5）病房准备　保持病室整洁、空气新鲜、安静。为确保术后不发生感染，患者进手术室后，病房应更换床单、被套等，床单位为暂空床，做好清洁消毒工作，防止术后感染。

2. 术后一般护理

（1）术后护理评估　在麻醉尚未完全清醒前，护士应在床边备好一切急救用品；患者回病房后，立即观察患者的神志和瞳孔，观察血压、脉搏、呼吸等生命体征；及时安置心电监护仪，持续低流量给氧，保持呼吸道通畅，吸出呼吸道分泌物。吸痰时动作要轻柔，防止过度刺激引起剧烈咳嗽而使颅内压增高，危及患者生命健康；观察患者伤口有无渗血、渗液，敷料有无脱落等情况，保持伤口部位清洁，做好交接，了解患者手术中的情况和术后应注意的问题。

（2）严密观察神志、瞳孔及生命体征的变化　术后 24h 是最易发生继发性颅内出血的时期。麻醉清醒前，随时观察患者神志、瞳孔及生命体征变化。麻醉清醒后，按医嘱观察患者的意识、瞳孔及各项生命体征的变化。

麻醉清醒前，患者取去枕平卧位 6h。患者呕吐时头应偏向一侧，防止呕吐物吸入气管及肺部造成感染。麻醉清醒后，可枕枕头。拔除引流管后，可取 15°～30°头高位，以减轻脑水肿。

（3）补液治疗　肿瘤切除术后行常规的脱水、激素、止血、抗感染、支持等治疗。脱水药选用 20%甘露醇 250mL，每 8～12h 1 次，30min 内滴完。

（4）引流管的护理　术后应妥善固定引流袋，防止脱出。严禁患者和家属随意调节引流袋的高度。随时注意引流管是否通畅，经常挤压引流管，防止扭曲、受压、堵塞。严密观察引流液的颜色、性质、量。发现异常应及时通知医生。

（5）定时协助患者翻身，防止压疮的产生。

六、出院指导

观察和保护伤口，预防感染。合理饮食，进食高蛋白、高维生素、新鲜、易消化的食物，保持大便通畅（高血压患者要低盐、低脂饮食）。肢体功能障碍者进行肢体功能康复训练，以防止发生肌肉和关节的挛缩。嘱患者保持良好的生活习惯，定期复查，若有头痛、呕吐等不适症状应及时就医。

第五节 · 颅内转移瘤

一、概述

颅内转移瘤为身体其他部位的恶性肿瘤转移至颅内，癌瘤、肉瘤及黑色素瘤均可转移至颅内。颅内转移瘤的高峰发病年龄为 40～60 岁，男性多于女性。颅内转移瘤的原发肿瘤，男性以肺癌最多见，女性以乳腺癌最多见，其中肺癌脑转移占 30%～40%。颅内转移瘤以多发性最为常见，血行转移为最常见的转移途径。临床所见颅内转移瘤大多数为癌瘤转移，占 90%以上。恶性肿瘤转移至颅内有三条途径：经血液、经淋巴、直接侵入，其中经血液为最多见的途径。转移途径和转移部位与原发瘤的部位有关，如肺癌、乳腺癌、皮肤癌等主要经血液转移，易在脑内形成多发转移癌。消化道肿瘤较易经淋巴系统转移而播散于脑膜。

二、病因

近年来对肿瘤转移的分子生物学机制研究十分活跃。肿瘤转移由一系列复杂的生物学事件组成，大致经过以下过程：①基因活化、扩增、缺失或抑制基因失活；②新生血管形成；③细胞恶性增殖；④逃避宿主免疫攻击；⑤耐受药物治疗；⑥肿瘤转移相关基因表达和活化而发生侵袭；⑦肿瘤细胞通过黏附分子、蛋白酶活力变化及细胞运动实现在转移部位分泌生长因子、血管生成因子而克隆化生长。目前已发现，肿瘤细胞的侵袭和转移能力主要与异常的细胞"社会"功能有关,与细胞的"看家"功能异常关系不明显。细胞"社会"功能异常主要由细胞表面参与其功能的各类糖蛋白分子的糖基化异常所引起。这种异常包括许多类型,其中以细胞表面 N-连接型糖链-β-1,6-分支天线的形成最常见。大量研究证实,肿瘤细胞的侵袭行为很大程度上是由细胞表面形成过量的-β-1,6-分支,进而产生多天线的 N-糖链结构,从而改变了糖蛋白分子的生物学性状,使肿瘤细胞黏附功能发生异常,增加了肿瘤细胞的转移潜能。

三、临床表现

由于肿瘤生长快,加之脑组织反应严重,病程一般较短,如肿瘤有出血,则症状迅速进展。如有瘤内坏死,形成囊肿,症状发展亦较快。多发性肿瘤症状较重,病程亦短。70%～90%病程在半年以内,很少超过 1 年,个别的可达 2～3 年,平均 3.5～4 个月。症状表现主要包括颅内压增高及一般症状和局部症状两方面。

1. 颅内压增高及一般症状

由于肿瘤生长迅速及周围脑水肿严重,颅内压增高症状出现较早而显著。90%左右患者有头痛,70%左右有恶心、呕吐,70%以上有视盘水肿,30%～40%并发眼底出血,致视力减退者约占 20%,约 15%有外展神经麻痹,晚期约 15%的患者有不同程度的意识障碍,并可有脑疝症状。患者一般状况多较差,有的明显消瘦。20%左右患者有癫痫发作,多数为局限性发作。由于肿瘤多累及额颞叶且脑水肿范围较广泛,常有精神症状。常见的表现为反应迟钝、表情淡漠等。脑膜转移主要表现为颅内压增高和脑膜刺激征,局部体征很少见。

2. 局部症状

由于肿瘤对脑的损害较重,并且常为多发,局部症状多显著,且累及范围较广。依肿瘤所在部位产生相应的体征。40%以上患者有偏瘫,约 15%有偏侧感觉障碍,约 10%有失语,5%左右有偏盲。位于小脑者则有眼球震颤、共济失调等,亦可有后组脑神经症状。

四、治疗原则

采用综合治疗,重视一般治疗。综合治疗优于单一治疗,有助于提高疗效,延长生命。重视一般治疗,为手术和放疗等为主的综合治疗提供条件。

根据病程和病情确定是先治疗脑转移瘤还是原发肿瘤。

根据脑转移瘤患者的具体情况选择治疗方案。

定期随访原发癌肿的器官及其他器官,观察原发癌肿和转移灶的治疗情况,并监测新转移灶。若出现新的脑转移灶，应根据具体情况进一步选择合适的治疗方案。

1. 常用治疗措施

包括类固醇激素、手术、放疗、立体定向放射治疗、肿瘤内治疗和化疗等，随着神经外科、放射诊断技术和治疗的进展，颅内转移瘤的疗效和预后均有改善，手术后 1 年生存率得到了提高，如果术后加以放疗和（或）化疗，1 年生存率更高。应根据每个患者的具体情况选择合适的治疗措施。目前，手术结合术后放疗的观点已被广泛接受，联合治疗已展示了可喜的治疗前景，但应看到这些治疗只不过是一种姑息疗法，仅 8%～10%找不到原发肿瘤者可获得根治。

2. 开颅转移瘤切除术

近年来积极有效地切除颅内转移瘤是所有临床工作者的共识，如何选择适应证关系到患者的预后。患者全身情况良好，无其他重要器官禁忌证，能耐受全身麻醉者；病变为单一，位于可切除部位，且估计患者术后不会引起明显的并发症如偏瘫、失语或昏迷等；原发病灶已切除而无复发，或原发灶虽未切除但可切除，且颅内压增高症状明显，需先行开颅手术切除以减轻颅内压增高症状者；因肿瘤卒中或囊性变导致肢体瘫痪甚至昏迷者，开颅手术尽可能挽救患者生命；单个孤立性病变，不能明确诊断者应手术切除，确定是否为转移瘤。积极的开颅手术切除颅内转移瘤可延长患者生命，应创造条件，最大限度地予以治疗。由于患者一般情况差，不能耐受手术或是多个病灶，不能应用一个切口手术切除者，可施行姑息性手术治疗。可行开颅减压术或囊腔穿刺抽吸术，前者可最大限度缓解颅内压增高，但效果不很理想；后者适用于囊性转移瘤患者，可采用快速细孔钻颅方法穿刺囊腔放出囊液，手术简便易行，也可为 X 刀或伽马刀治疗创造条件。转移瘤患者往往病程较短且伴有明显的脑水肿，使颅内压增高症状出现较早且明显，因此，应用药物治疗缓解颅内压增高症状显得异常重要。临床上常用 20%甘露醇和激素治疗，根据症状的轻重可做出不同的选择。

3. X 刀和伽马刀

近年来由于 X 刀和伽马刀的应用和发展，使得颅内转移瘤的治疗手段又进一步拓宽了。其适应证主要是：患者全身情况差，不能耐受开颅手术；转移瘤位于重要功能区，手术会造成严重并发症，影响生存质量；多个转移瘤无法一次手术切除者，或开颅术后又出现其他部位转移瘤，或患者不愿行手术治疗者，或开颅将主要转移瘤切除，对不宜同时切除的肿瘤进行辅助性治疗。由于 X 刀和伽马刀本身的局限性，最好选择直径在3～4cm 以下的实质性肿瘤，囊性病变者可先穿刺抽吸囊液后再行治疗。

4. 放疗和化疗

放射治疗是对术后患者的一个很重要的补充治疗手段，对于不能手术的患者也可予以选择。因为颅内转移瘤以血行转移最为常见，瘤栓可广泛存在于脑血管或脑内，放疗可进一步杀灭这些瘤栓。常用 Co 或 8MV X 线治疗。放疗期间可应用脱水药物及激素治疗以减轻放疗反应，一般认为单次放疗剂量必须高于 40Gy 才有效。由于血-脑脊液屏障的作用，化疗不是一种有效的治疗手段。而放疗加化疗可优于任何单一的治疗措施，放疗可影响血-脑脊液屏障，为化疗药物进入颅内打开通道，提高了肿瘤区域的药物浓度，从而改善疗效及预后。另外，化疗可杀灭颅外原发肿瘤的亚临床病灶，控制可见肿瘤灶的发展，与放疗协同作用可改善预后。化疗药物应根据不同的病理类型予以选择，如腺癌可选用洛莫司汀（CCNU）加 CMF［环磷酰胺（CTX）、甲氨蝶呤（MTX）或氟尿嘧啶（5-FU）］方案，鳞癌可选用含洛莫司汀（CCNU）的多药联合化疗方案。

五、护理措施

1. 心理护理

颅内转移瘤病程短，发展快，预后差。50%～80%在术后半年内死亡，存活 1 年以上者不超过 15%，患者及家属在心理上均难以承受这突如其来的严重打击，患者表现为恐惧、焦虑、抑郁、烦躁、紧张不安、悲观失望等。所以医护人员要给予患者充分的关心，同患者进行充分的心理沟通，建立起相互信赖的关系，在此基础上给患者以鼓励、安慰，增强其战胜疾病的信心；在此基础上做好患者家属的思想工作，取得家属的理解、配合和支持；为患者创造一个良好的外部环境；密切观察患者心理、精神、性格的变化；提高警惕，防止意外发生；加强健康教育，对家属宣讲术后可能发生的情况，使家属在思想上有所准备，协助患者配合治疗。

2. 术前护理

颅内转移瘤的颅内压增高症状出现早而且迅速加剧，常在数天内迅速出现昏迷、偏瘫等情况，术前对患者瞳孔及意识状态的密切观察也是至关重要的，仔细地观察往往使患者能够得到及时的对症治疗，不至于因脑疝形成而延误手术时机，从而导致患者的生命安全受到威胁。同时有大部分转移瘤患者术前、术后均有明显的精神症状，表现为淡漠、幻觉、忧郁、性格改变、智能减退、躁狂等症状，针对这类患者除了更加耐心细致的护理，必要时可对兴奋、躁狂患者给予抗精神病药物治疗，能够得到很好的效果。与此同时请家属配合，防止患者出现自伤、自杀。除了观察神经系统症状，也要注意原发部位的症状观察，如肺癌引起的咳嗽、咯血、胸闷不适等，要及时发现、及时处理。为了手术成功及手术后更好康复，积极与营养室联系，针对患者不同情况制定合理膳食，增加患者营养，增强患者体质，必要时给予鼻饲饮食。

3. 术后护理

颅内转移瘤术后密切观察并记录意识、瞳孔、生命体征，若发现异常及时向医生反馈，对症治疗。由于颅内转移瘤属于恶性程度高、生长快的肿瘤，因此造成的脑水肿范围大，迟发性水肿明显，所以应延长观察患者意识、瞳孔及各项生命体征的时间。应加强患者的基础护理工作和尽早开始肢体功能康复锻炼，从而在延长患者生命周期的同时改善患者的生存质量。

六、出院指导

颅内转移瘤预后较差。有资料显示不治者平均生存期为 4 周，患者多死于高颅压引起的脑疝和脑干受压，出院后以提高患者生存质量为主。

第六节 · 脑干肿瘤

一、概述

脑干肿瘤以神经胶质细胞瘤多见，其中又以星形细胞瘤和多形性胶质母细胞瘤多发。神经胶质细胞瘤在脑干内多呈浸润性生长，沿神经轴向上、下两个方向发展，通常脑桥为好发部位。

二、病因

目前缺乏对脑干肿瘤病因的研究，可能与接触放射性物质、有毒有害物质或无明确诱因导致的基因突变有关。

三、临床表现

（1）脑干肿瘤　生长于脑干的肿瘤，其临床表现与肿瘤的发生部位、类型及恶性程度等有密切关系。最常见的症状及体征为多发性脑神经损害、锥体束征及小脑体征，晚期患者可表现有颅内压增高症状。

（2）中脑肿瘤　中脑内肿瘤较少见，除神经胶质细胞瘤外，偶可见上皮样囊肿和血管网状细胞瘤。患者可出现眼睑下垂等动眼神经瘫痪症状。由于肿瘤向背侧发展，造成第四脑室或中脑导水管狭窄或闭锁，故早期即可出现颅内压增高症状，患者常有头痛、眩晕、躁动不安并伴有恶心呕吐等。随着肿瘤的压迫和发生占位效应，可表现出典型的中脑损害临床综合征。

（3）脑桥肿瘤 脑桥肿瘤常出现眼球内斜、复视、嘴歪、面部麻木等展神经、面神经或三叉神经受累症状；并有运动、感觉和小脑症状等表现。该部位肿瘤的颅内压增高出现较晚，因肿瘤多呈浸润性生长，故症状和体征表现较为复杂。

（4）延髓肿瘤 延髓肿瘤多有明显的症状和体征，如延髓两侧性损害，可表现为双侧后组脑神经麻痹，患者有呛咳、声音嘶哑、舌肌麻痹和萎缩等。随着肿瘤的发展，累及脑干腹侧面的锥体束时，可出现交叉性瘫痪，表现为同侧的脑神经麻痹和对侧的肢体肌力下降、肌张力增高、腱反射亢进及病理征阳性。肢体的瘫痪常先从一侧下肢开始，继之发展到该侧上肢。但有些生长缓慢的肿瘤早期表现常不明显。脑桥、延髓肿瘤早期一般无颅内压增高症状，但肿瘤内出血或囊性变、影响脑脊液循环时，则可出现颅内压增高。因此，对多发性脑神经损害或进行性交叉性麻痹，并伴有锥体束征者，应考虑该部位肿瘤的可能。此外，小脑体征亦不少见，表现为步态不稳、闭目难立征阳性、眼球震颤及共济失调。晚期可出现双侧脑神经受累和锥体束征。部分患者还可因肿瘤侵及延髓及上颈髓而出现强迫头位等。

脑干的恶性弥漫型肿瘤一般病程短，病情发展迅速，有严重的脑干损害体征，包括脑神经麻痹等表现。但早期颅内压增高的体征较少见，多出现于病情的晚期。膨胀型肿瘤的神经功能损害表现通常进展缓慢，有些病例脑干局灶性损害的体征很轻微。中脑肿瘤可有多种不同的肢体痉挛表现。

四、治疗原则

1. 一般治疗

加强支持和对症治疗，控制感染，维持营养和水、电解质平衡。对有延髓性麻痹、吞咽困难和呼吸衰竭者，应采用鼻饲、气管切开、人工辅助呼吸等。有颅内压增高者，应给予脱水药，并加用皮质类固醇药物，以改善神经症状。

2. 手术治疗

脑干在以往被认为是手术"禁区"，这是因为脑干在很小的范围内集中许多神经核团、传导束和网状结构等。脑干肿瘤多为浸润性生长的胶质细胞瘤，因而手术困难较大，易造成脑干的重要结构损伤，手术致残率及死亡率较高，预后不良。近年来随着显微神经外科技术的迅速发展，使脑干肿瘤手术效果明显改善。尽管脑干肿瘤手术仍有较大风险，但对于较局限、呈结节状或囊性变、分化较好的肿瘤，应积极采用手术切除，其预后较好。对于良性脑干肿瘤，采取全切除手术方式是可以获得根治效果的。

此类肿瘤的手术目的在于：明确肿瘤性质；建立脑脊液循环；良性肿瘤应争取获得全切除或次全切除，如星形细胞瘤Ⅰ级、血管网状细胞瘤或结核球（瘤）等，可望全切而获治愈效果；恶性肿瘤亦应力争全切除，或行次全切除、部分切除，以达到充分的内减压效果；胶质细胞瘤术后辅以放疗和化疗，可延长患者的生存期。脑干肿瘤手术入路应选择最接近瘤体的途径。中脑及脑桥腹侧肿瘤，可取颞下或颞下翼点入路；中脑背侧肿瘤由枕下小脑幕上入路；脑桥及延髓背侧肿瘤采取颅后窝正中入路；脑干侧方肿瘤由幕上、幕下联合入路。由于脑干是呼吸、循环的生命中枢，因此，切除肿瘤时操作必须轻柔，应用显微外科技术在瘤内分块切除。术中应用脑干听觉诱发电位监护，以严密观察脑干功能是否受损及受损程度，根据波型变化判断其预后。如术中发现呼吸、心跳异常，可暂时中断手术，待呼吸、心跳恢复正常后再继续手术。如遇脑室扩大、颅内压增高可行脑室-腹腔分流术。

3. 放射治疗

长期以来，放射治疗的方法被认为是治疗脑干肿瘤的主要手段。根据临床和影像学检查可以确诊的脑干肿瘤，即可施行放射治疗。70%～90%的患者在接受第 1 个疗程的放射治疗后，症状和体征多有改善。一般采用放射总量为 50～55Gy（5000～5500rad），疗程 5～6 周；高于 56Gy 者易引起脑放射性损伤。放疗可以单独进行，亦可与手术后治疗相配合。

4. 化学药物治疗

常用药物有尼莫司汀（ACNU）、卡莫司汀（BCNU）、洛莫司汀（CCNU）等，依患者病情、年龄及体重等合理用药。

五、护理措施

1. 术前护理

（1）心理护理　住院后针对患者不同病情和心理状态进行宣教，向患者讲解疾病的治疗情况及手术前后的注意事项，消除患者不必要的恐惧心理，使患者能主动配合治疗，加快疾病痊愈。

（2）健康教育　对于咽功能障碍者，嘱其食物必须细软、无渣滓、温度适宜，进食时必须细嚼慢咽，避免刺激。肢体功能障碍者要教会家属协助患者进行功能锻炼，防止肌肉萎缩。

（3）高颅压的监护　严密观察病情变化，防止颅内压增高导致脑疝的发生。保证脱水药物按时按量地注入，真正达到脱水的作用。嘱患者勿剧烈咳嗽及用力排便，以减少不良诱因。对意识障碍、躁动、频繁呕吐的患者要专人护理，防止坠床及呕吐物引起的窒息。当患者出现脑疝的早期表现时，如头痛、恶心呕吐、视物不清等，应及时通知医生行脑室外引流术。

2. 术后护理

（1）物品准备　准备床单位，床头放置好全麻盘，包括压舌板、开口器、导管拉舌勾等，及全套吸痰、吸氧设施，备心电监护仪、呼吸机。

（2）体位　全麻未醒时应取平卧位，头偏向一侧，防止误吸。全麻清醒后均采取头高脚低位（15°～30°），以利头部静脉回流。

（3）生命体征的观察　术后24h严密观察生命体征变化，尤其应注意观察意识、瞳孔、呼吸的变化并随时记录。术后最大的风险是呼吸的变化，可出现节律不整、浅慢，随时有停止的可能。对于呼吸方面发生的任何一点细微变化都应密切注意。人工、机械辅助呼吸的设备要保证完好，以便随时应用。如患者术后出现神志清楚变为昏迷、瞳孔变化、呼吸不规则，应警惕颅内并发症的可能，立即报告医生，迅速进行抢救。

（4）气管插管患者的护理　低龄患者有呼吸功能障碍，一般带气管插管返回病房，保持经口气管插管的通畅，及时清除患儿口腔及呼吸道的分泌物，避免呼吸道阻力增高，减少颅内并发症的发生。

（5）手术引流的护理　保持引流管通畅，防止扭转、脱出、阻塞，随时观察引流物的颜色、性状、量并做好准确记录，若有异常及时通知医生，同时防止引流管脱出，以免给治疗带来麻烦。

（6）脑室引流的护理　一般患者均伴有不同程度的梗阻性脑积水，可在开颅时行脑室外引流术，以降低颅内压。术后保持引流管通畅并妥善固定，引流管高度为15～20cm，严禁自行改变引流管的高度。每日更换引流袋1次，防止扭转、脱出、阻塞。

（7）脑室-腹腔分流术后的护理　患者出现间断性头痛，可能是因为肿瘤压迫导水管未解除，仍存在梗阻性脑积水。行分流术后，抬高床头20°～30°，有利于引流；注意观察有无腹部不适，例如腹胀、腹痛；并随时观察患者头痛症状有无改善，以确定术后效果。

（8）饮食护理　术后第1天，在清醒、无呕吐的情况下给予流质饮食，饮食以高蛋白、高维生素、易消化的食物为宜。必要时胃管鼻饲，随时观察胃液的量、颜色，警惕上消化道出血。同时密切观察，防止食物进入气管造成肺部感染，有面瘫的患者应抬高床头，取健侧卧位，避免食物残留在口腔内。食物的温度应适宜，少食多餐，饭后要漱口，注意口腔卫生。

（9）发热的护理　术后部分患者可能会出现发热，主要是由于下丘脑的体温调节中枢受损或颅内出血合并感染所致，要针对不同发热原因采取相应处理。中枢性发热者体温常骤然升高，多为超高热，解热药物效果不佳，应立即给予冰袋降温或酒精擦浴降温。若发热的热型不规则，持续时间不等，体温正常后又出现发热，则考虑有颅内感染或伤口感染，在物理降温同时选用敏感抗生素治疗。

（10）肢体功能锻炼及护理　肢体偏瘫在不同程度上造成肌力减退，在瘫痪的恢复期存在肌体无力、肌力不足的现象。为了帮助瘫痪肢体进行功能锻炼，有些功能锻炼指导是非常必要的。使患者保持肢体功能位，指导患者进行肢体功能锻炼。每日定期协助患者进行主动肢体活动或被动肢体活动。鼓励患者尽量使用健侧肢体并协助患侧肢体定时进行被动活动。加强保护措施，使用床挡，防止受伤。

（11）脑疝的预防和护理　脑干是主管呼吸、心跳的生命中枢，手术前面临的最大危险是颅内压增高所导致的脑疝，因此，此类患者要绝对卧床休息，严禁下床，注意呼吸道通畅，保持安静，避免不良刺激，防止剧烈咳嗽及用力排便，对于便秘者，给予缓泻药，不能采用高压灌肠，防止脑疝形成。保证脱水药物按时、按量输入。对于颅内压急剧增高者，应密切观察患者意识、瞳孔、血压、呼吸、脉搏等各项生命体征，对于出现脑疝前期表现者立即通知医生行脑室外引流术。

（12）加强基础护理，预防并发症　由于脑干肿瘤患者术后卧床时间较长，易发生坠积性肺炎、泌尿系感染及压疮。所以要定时协助患者翻身、叩背，防止各项并发症的发生。留置导尿管的患者，注意观察尿液的颜色、性质、量，注意尿道口清洁，保持导尿管通畅，做好会阴部护理及口腔护理。脑干肿瘤患者因行开颅手术，手术部位重要且深，风险极大，病情变化快，因此，术后患者的护理首先要对该病的基本理论及手术方式和过程有充分了解。在护理过程中，要严格、仔细、密切观察病情变化，并认真做好记录。

六、出院指导

① 定期复查。
② 如有不适，立即就医。
③ 保持心情愉悦。
④ 健康饮食，多食高蛋白、高维生素、新鲜、易消化的食物，保持大便通畅。

第七节 · 小儿颅内肿瘤

一、概述

颅内肿瘤是指发生于颅腔内的神经系统肿瘤，包括起源于神经上皮组织、脑膜、生殖细胞、外周神经等的原发性肿瘤以及自其他系统转移至颅内的继发性肿瘤。小儿颅内肿瘤（也称脑瘤）是儿童时期发病率较高的疾病，仅次于白血病，多发于学龄期儿童。

二、病因

① 电离辐射是较为明确的胶质瘤和脑膜瘤发病的危险因素，小剂量辐射也可使脑膜瘤、胶质瘤等颅内肿瘤的发病率增加。
② 脑部胚胎发育中的残留细胞或组织也可能分化生长为肿瘤。

三、临床表现

1. 胶质瘤

胶质瘤是最常见的神经上皮组织肿瘤，约占颅内原发恶性肿瘤的 80%。根据 WHO 中枢神经系统肿瘤分类指南，胶质瘤可分为 Ⅰ～Ⅳ级，随等级升高，肿瘤恶性程度增加，预后趋差。Ⅰ级胶质瘤经手术切除可获得良好预后，Ⅱ级及以上胶质瘤均有复发风险，病情复杂，难以治愈。常见病理类型主要包括 WHO Ⅱ级的星形细胞瘤、少突胶质细胞肿瘤；WHO Ⅲ级的间变性星形细胞瘤、间变性少突胶质细胞肿瘤；WHO Ⅳ级的胶质母细胞瘤。

儿童多发于小脑半球，以额叶、颞叶多见，约 1/3 患儿以癫痫为首发症状，肿瘤占位可引起颅内压增高，若肿瘤侵犯额叶，可出现精神障碍和性格改变。目前，胶质瘤的主要治疗策略是最大安全手术切除结合辅助放疗、化疗。

2. 听神经瘤

听神经瘤即前庭神经施旺细胞瘤，因其绝大多数起源于前庭神经施旺细胞而得名，听神经瘤是其俗称。该类肿瘤为良性，大多为单侧生长，占颅内肿瘤的 8%～10%。好发于 30～50 岁患者，在儿童中主要由神经纤维瘤病Ⅱ型引起。常以单侧听力下降伴高频耳鸣、耳闭塞感、眩晕或头晕起病，病程进展缓慢，伴进行性听力障碍。

3. 脑膜瘤

脑膜瘤是起源于脑膜及脑膜间隙的肿瘤。约占颅内肿瘤的 20%，生长慢，病程长。因肿瘤呈膨胀性生长，患者多以头痛和癫痫为首发症状。有症状的脑膜瘤发病率大约为 2/10 万，女性多于男性。需要注意的是，虽然脑膜瘤通常为良性，但也存在恶变转化的恶性脑膜瘤及起始恶性的脑膜肉瘤，恶性概率约为 2%。

4. 生殖细胞瘤

生殖细胞瘤占颅内肿瘤的 0.5%～5%，好发于儿童及青少年，占儿童颅内肿瘤的 0.3%～15%。男性发病明显多于女性。该类型占松果体区肿瘤的 50% 以上。主要治疗手段为放疗和化疗。

5. 垂体瘤

垂体瘤是常见的良性肿瘤，约占颅内肿瘤的 10%。垂体瘤常因垂体或靶腺功能亢进或减退导致相应症状，可引起内分泌异常，如肢端肥大，女性患者停经、泌乳，男性患者肥胖、阳痿等。较大的垂体瘤可压迫视神经，引起视力下降甚至失明、双颞侧偏盲等。肿瘤内出血、坏死可导致垂体瘤卒中。

6. 颅咽管瘤

颅咽管瘤是儿童最常见的非胶质细胞性肿瘤，好发于 5～10 岁，组织学表现为良性，但临床发病过程呈进行性恶化。虽然生长缓慢，当肿瘤生长压迫视神经、垂体、下丘脑等重要结构时，可产生相应症状和体征，主要表现为高颅压、内分泌功能低下和视觉损害。

7. 脑转移瘤

脑是常见的恶性肿瘤转移目的地。肺癌、乳腺癌和胃癌易发生脑转移。

总结小儿颅内肿瘤的特点如下。

① 颅内肿瘤患者多表现为头痛、偏瘫、失语、视力减退等症状。

② 脑瘤直接刺激、压迫和破坏脑神经引起神经功能缺损的症状。

③ 脑瘤患者多伴发癫痫，不同类型脑瘤患者的癫痫发病率存在差异。

④ 儿童肿瘤多发生于中线区，常出现脑积水症状而掩盖可以帮助肿瘤定位的体征，容易误诊为胃肠道疾病。

四、治疗原则

本病以外科治疗为主，辅以放化疗及其他对症治疗。外科治疗是目前主要的治疗方法，治疗方案需要根据肿瘤的部位、性质及患者的一般情况制定。对症治疗包括降低颅内压和抗癫痫治疗等。

1. 药物治疗

（1）降低颅内压　需根据颅内压情况选择适合的脱水药物进行降颅压治疗，在适当情况下可使用激素以稳定患者的神经功能状态。

（2）抗癫痫治疗　对易发术后癫痫的脑瘤患者，术前需要规范服用抗癫痫药，并持续到术后 3 个月，以预防术后癫痫的发生。而术前就有癫痫史或术后出现癫痫的患者，应连续服用抗癫痫药，癫痫停止发作 6 个月后可以考虑停药，并应行脑电图检查，以协助判断是否可减停药物。对于需接受化疗的患者，应避免选用具有肝药酶诱导作用的抗癫痫药物，服抗癫痫药物期间需定期检查肝功能及血常规。

2. 手术治疗

手术是治疗颅内肿瘤的主要方法。对于良性肿瘤，手术切除最为直接有效，如能全切，可不需其他辅助治疗。恶性肿瘤也应争取获得最大安全切除，以降低颅内压、减少瘤负荷、缓解症状，为后续放化疗创造机会。

3. 放疗

(1) 常规放射治疗　这是颅内肿瘤主要的辅助治疗措施。生殖细胞瘤、髓母细胞瘤和恶性淋巴瘤对放疗的敏感度高；多形性胶质母细胞瘤、生长激素性垂体腺瘤和转移瘤对放疗的敏感度居中；其他如垂体腺瘤、颅咽管瘤、脊索瘤、星状细胞瘤等类型对放疗的敏感度低。三维适形放疗可在体内形成与肿瘤立体形状一致的高剂量靶区，将对周围脑组织的损伤减到最小。

(2) 瘤内放射治疗　将放射范围小的液体放射性核素制剂注入瘤腔内，或将颗粒状放射性核素制剂植入瘤体内，依靠γ射线或β射线的电离辐射作用杀伤肿瘤细胞。

(3) 立体定向放射治疗　立体定向放射治疗包括伽马刀和 X 刀，其持续时间可长达数年。如果适应证选择不当，会造成严重的放射性脑病和神经功能障碍，故必须严格掌握适应证。一般来说，该类治疗适用于治疗直径＜3.0cm、常规手术难以到达或常规放疗难以控制的颅内肿瘤。3 岁以下颅内肿瘤患儿应为本治疗的禁忌。

4. 化疗

化疗有助于提高患者的无进展生存期和总生存期。针对恶性肿瘤，术后应及早进行化疗，也可在放疗同时进行化疗。应选择毒性低、分子小、脂溶性高并且易通过血脑屏障的化疗药物。化疗对生殖细胞瘤和淋巴瘤效果较好，对胶质瘤也有一定疗效。

五、护理措施

1. 术前护理

(1) 术前健康教育　通过情感干预、认知干预、行为干预等手段，对患儿及家属进行系统健康教育，使其对颅内肿瘤建立正确认识，并解释手术的必要性及手术治疗颅内肿瘤的优势，了解患儿及家属的心理需求，并根据其心理特点，给予相应的信息反馈。

(2) 术前准备　在进行麻醉前向患儿介绍医护人员及医疗环境，消除患儿对手术室的恐惧。协助患儿完成颅脑 CT 以及 MRI 等检查，了解患儿身体耐受情况和手术指征；手术当日术前 2h 帮助患儿剃头，确保手术的顺利进行及预防感染。术前根据患儿情况，尽可能缩短禁食、禁饮时间，避免低血糖的发生，增加患儿对手术的耐受力。

(3) 术前心理护理　了解患儿及家属对疾病的认识和期望值，了解患儿及家属对手术方法、目的和预后的认知程度，了解家属对患者的关心、支持程度及经济承受能力。鼓励患者保持积极、乐观的心态，配合完成术前准备。

2. 术后护理

(1) 环境管理　为患儿创造较好的治疗环境，保持病房的整洁、安静，避免噪声，尽量减少探视人员，工作人员做到"四轻"。定时通风换气，定时空气消毒，严禁家属在病房内大声说话、吸烟。患儿年龄尚小，生活上需要父母照顾，担心与父母分开而焦虑,对医院的陌生环境产生恐惧心理,此时应积极引导家属给患儿更多的家庭温暖和心理抚慰,使患儿能够积极配合治疗。

(2)病情观察　术后根据患儿病情进行饮食及体位护理指导,密切监视患儿心率、血压、呼吸、血氧饱和度等生命体征,发现异常应立即向主治医生汇报,并配合医生救治。对患儿进行动态监护,对于气管插管的患儿,要避免气管中的痰液阻塞,保证患儿呼吸道通畅,清醒后鼓励患儿咳嗽和深呼吸,减少肺部感染的发生。如果患儿存在肢体无力、咳嗽等,需被动活动肢体,进行肌肉或关节按摩且需每 2h 翻身、拍背一次,促进患儿咳痰,以减少肺部并发症。术后若患儿哭闹严重,遵医嘱酌情使用镇静药。护理人员适度增加病房巡视,建立平等友好的护患关系,耐心听取并解答患儿及家属提出的问题,用热情的态度和娴熟的护理操作取得患儿及家属的信任与配合,努力消除他们的紧张心理。

(3)卧位　幕上开颅术后患者应卧向健侧;幕下开颅术后早期宜取去枕侧卧或侧俯卧位,以避免切口受压;经口鼻蝶窦入路术后取半卧位,以利伤口引流;后组脑神经受损、吞咽功能障碍者取侧卧位,以免误吸;体积较大的肿瘤切除后,24～48h 内手术区应保持高位,以免突然翻动时发生脑和脑干转移,引起大脑上静脉撕裂、硬脑膜下出血或脑干功能衰竭。

(4)引流管护理　术后留置引流管,目的是引流手术残腔内的血性液体和气体,使残腔逐渐闭合,以降低脑室扩大引起的颅内压增高,减少局部积液或形成假性囊肿。儿童的自制力不高,要避免头部剧烈扭动。引流管要妥善固定,脑室引流管悬挂高于切口10～20cm 处。引流过快过多时,应立即夹闭引流管或抬高引流袋。如有大量鲜血或血性颜色加深并有血压波动,则提示脑室出血、出血量过多,应急诊手术。要始终保持引流管固定通畅,避免受压、扭曲、打折。拔管前 1 天先试夹管,观察脑脊液循环是否通畅、颅内压是否升高,拔管后观察有无脑脊液漏。同时应做好心理疏导,避免患者产生烦躁情绪。

(5)饮食护理　加强饮食管理,可选择高热量、高蛋白、高维生素、清淡、易消化、富含粗纤维、高营养的食物,宜少量多餐,忌食辛辣、油腻、刺激性食物,多吃青菜、水果,保持大便通畅。大便干燥者,可按结肠行走方向按摩,刺激肠蠕动,必要时给予缓泻药。颅后窝手术或听神经瘤手术后,因舌咽神经、迷走神经功能障碍易发生吞咽困难、饮水呛咳,应严格禁食禁饮,给予鼻饲流质饮食,待吞咽功能恢复后,逐步训练经口进食。喂食时抬高床头,必要时输液补充营养。

(6)皮肤护理　小儿皮肤细嫩,应使用刺激小的消毒液,擦拭身体应动作轻柔,注意保护皮肤。保持床单位清洁、整齐、无褶皱,及时更换浸湿的衣物及床单位。每 2h 协助患儿翻身一次,翻身时动作轻柔,加强皮肤护理、口腔护理、导尿管护理及引流管护理。

(7)疼痛护理　为防止术后患儿因疼痛引起哭闹,护理人员应提前做好准备,保持病室内环境安静,避免声、光等刺激,护理操作集中进行;转移患儿注意力,如倾听轻音乐等；协助患儿取舒适卧位；如患儿疼痛明显，遵医嘱及时应用镇痛药。

（8）心理护理

① 术后安抚：手术后，护理人员应及时告知患儿及家属手术进行顺利、达到预期效果，并向家属介绍术后治疗及护理措施，提升患儿治疗依从性。

② 心理干预：颅内肿瘤患儿由于对疾病的担心，往往易出现焦虑和紧张心理。患儿围术期过分的焦虑、紧张、抑郁可引起交感神经功能处于亢进状态，导致患儿出现血压升高、心跳增快、代谢增强等反应；长期的抑郁和焦虑还可对患儿免疫功能造成损害，影响疾病转归，不利于患儿康复。对此，护理人员要根据患儿的实际情况给予必要的心理干预，制定科学的护理措施，纠正患儿的负面心理状态，帮助其建立战胜疾病的信心，引导患儿配合治疗和护理。颅内肿瘤围术期护理过程中，护理人员应根据患儿的心理活动规律，密切观察其心理变化，及时采取科学心理护理干预措施，努力改善患儿焦虑和抑郁状态，提高治疗依从性。

③ 加强病友交流：邀请恢复情况较好的颅内肿瘤恢复期患者介绍术后感受，通过病友间的交流，有针对性地向患儿及家属介绍颅内肿瘤治疗进展情况及康复病例的情况，增强患儿及家属的信心，消除他们的恐惧和紧张情绪。

④ 加强沟通：护理人员主动与患儿进行沟通交流，了解患儿围术期心理特点，耐心倾听患儿的主诉和需求。对于情绪化严重的患儿，要避免使用刺激性语言。交流中要做到容忍和克制，通过耐心细致地疏导帮助患儿从负面心理中摆脱出来。

（9）放疗护理　颅内压显著增高、意识障碍、神志不清者，禁忌放疗。保持放射野皮肤清洁、干燥、完整，勿摩擦、搔抓、暴晒、用肥皂擦洗、涂刺激性药物，防止理化刺激，保持照射野标记清晰。定期复查血象，每周检查血常规 1 次，白细胞在 $4×10^9$/L 以下、血小板在 $70×10^9$/L 以下者应停止放疗，并配合药物治疗。

3. 并发症的观察和护理

（1）颅内出血　是颅内手术后最危险的并发症，多发生于术后 24～48h，术后护理人员需密切观察病情，及时发现病情变化，如有意识障碍、瞳孔改变等可能是颅内出血征象，应及时报告医生，做好术前准备；颅内压增高患者应及时、准确应用脱水药。

（2）脑脊液漏　若患儿存在脑脊液漏的情况，应加强对呼吸道、耳、鼻等部位的护理，以预防颅内感染的发生；伤口处理应遵循无菌操作原则，头部要垫无菌棉垫和无菌小巾，并定时更换；禁止鼻内滴药、鼻腔吸痰、鼻饲等操作，以避免引起颅内感染；加强口腔护理，保持口腔清洁、干净，清洁口腔 2 次/天；指导并教会患儿有效的咳嗽方式等，嘱咐其尽量避免用力排便、打喷嚏、用力咳嗽，以防止颅内压升高致使脑脊液逆流。垂体瘤、颅咽管瘤手术患者需准确记录 24h 出入量，预防水、电解质紊乱。

（3）癫痫　癫痫患者应加强安全保护，避免跌倒受伤及咬伤舌头，并注意保持呼吸道通畅。加强安全管理，加强高危者风险评估，做好安全防范。癫痫发作时，医护人员及家属应注意患儿安全，防止患儿摔倒，注意保护患儿头部及四肢。同时，迅速将患儿衣领、裤带等松开，以利于患儿呼吸道通畅。注意不要用力地压迫患儿抽动的肢体。要认真记录每次发作时的详细情况，如发作时间、时长、频率、服药情况等，以便告知医生。

（4）颅内感染　术后护理要确保无菌操作，保持头部伤口敷料清洁、干燥，污染时及时更换，引流管要保持通畅并注意按时拔除。注意保暖，高热患儿及时给予物理降温，并遵医嘱使用抗菌药物治疗。

（5）肢体静脉血栓　护理方法包括被动活动肢体、按摩，尤其双下肢按摩，促进血液循环，还需及时翻身、拍背，改善肺部并发症。

六、出院指导

① 出院后注意休息，避免劳累，保持心情舒畅，应坚持定期随访，术后 3 个月做第一次复查，化疗后 2～6 周复查一次。

② 有癫痫史的患儿要注意规律生活，身边要有家属陪伴，不可单独外出，禁止骑车、游泳，避免刺激，按时服药并定期随诊，定期复查血常规、肝肾功能，监测药物不良反应。

③ 注意合理膳食，小儿需生长发育，要加强营养，多给予高热量、高蛋白、高维生素、易消化食物，并注意饮食卫生，防止腹泻及便秘。

④ 术后遵医嘱定期进行放疗及化疗，以彻底清除病变组织，促使脑组织康复。

第二章 ▶▶

外伤类疾病

第一节 · 硬脑膜下血肿

一、概述

硬脑膜下血肿是指脑外伤后 3 周以上出现临床症状者，血肿位于硬脑膜与蛛网膜之间，具有包膜，这是老年颅内血肿中最常见的一种。慢性硬脑膜下血肿占硬脑膜下血肿的 25%。慢性硬脑膜下血肿是因轻微颅脑外伤造成桥静脉撕裂，血液缓慢溢入硬脑膜下腔而成。血肿以单侧多见，双侧者占 20%～25%。男性患者明显多于女性，男女之比为 5∶1。当病程长、头颅外伤史不明确时，常被误诊为脑瘤、脑血管病、帕金森综合征等。

二、病因

头部外伤是慢性硬脑膜下血肿最常见的致病原因之一，50%～84% 的患者有明确的头部外伤史，但由于头部外伤轻微，外伤距发病时间较长时，一般容易被患者和家属忽略，部分患者在追问时才被问出。老年人由于脑组织萎缩，硬脑膜与皮质之间空隙增大，当头部受到突然加速或减速运动时，可引起桥静脉的撕裂或造成皮质与硬脑膜间小交通动脉的损伤渗血。也可因静脉窦、蛛网膜颗粒或硬脑膜下肿瘤受损出血引起。非损伤性硬脑膜下血肿非常少见，在慢性硬脑膜下血肿的患者中约有 12.8% 的患者伴有高血压。

三、临床表现

1. 病史

慢性硬脑膜下血肿是一种特殊类型的颅内血肿。国内曾有报道，在 72 例老年慢性硬脑膜下血肿中，有头部外伤史者 63 例，占 87.5%。由于外伤轻微，临床上约 15% 患者和家属不能回忆起有关颅脑外伤病史。通常本病病程为慢性经过，最长者可达一年半或更长。

2. 精神症状

老年人的精神障碍较为突出，常表现为表情淡漠，反应迟钝，记忆力减退，寡言少语，睡眠增多，甚至精神失常，部分患者有大小便失禁等。极易被误诊为脑动脉硬化或老年痴呆。

3. 颅内压增高

以颅内压增高为首发症状者占 14%～20%，起初为轻微的头痛，当血肿逐渐增大时方出现明显的颅内压增高症状，如呕吐、视觉症状，查体时可见视盘水肿。老年人因为脑萎缩，颅压增高症状出现较晚或不明显。婴幼儿患者颅内压增高则表现为前囟饱满、头颅增大，可被误诊为先天性脑积水。

4. 脑神经受损

除视力减退外，还可有动眼神经、展神经及面神经损伤症状。少数患者有耳聋、耳鸣、眩晕及听力减退等，常在血肿清除后得到恢复。

5. 帕金森综合征

表现为震颤麻痹，动作缓慢，肌力减弱而肌张力增高，步态不稳，行走时呈慌张步态等。上述表现如在外伤后出现，应及时行辅助检查以除外慢性硬脑膜下血肿。

6. 神经功能障碍

发生率占 1/3 左右，如语言功能障碍，半身肢体无力甚至偏瘫，偏身感觉减退，病理反射阳性等类似脑血管疾病的表现。

7. 癫痫

易与颅内肿瘤相混淆。在老年人慢性硬脑膜下血肿的患者中，有 10%左右以癫痫症状起病。老年人无明显诱因地突然出现癫痫发作，应想到有硬脑膜下血肿的可能。

8. 昏迷

约 15%的患者以昏迷为首发症状，常被误诊为脑血管意外，需进一步检查方能明确诊断。

四、治疗原则

1. 非手术治疗

首先要保持安静休息，减少活动，保持情绪稳定，进食以清淡、易消化饮食为主，避免辛辣刺激性食物，以免引起胃肠不适而加重病情。伤后 24h 以内可予以止血药物，如果有颅内压增高情况，可给予脱水药物降颅压，同时给予防止癫痫发作、神经营养等对症治疗。要严密观察患者病情变化情况，及时复查头颅 CT，观察血肿变化情况，必要时转行手术治疗。

非手术治疗指征有：①血肿量少，中线无明显偏移，尤其是薄层的慢性硬膜下血肿；②手术后复发的慢性硬膜下血肿。他汀类药物可减轻炎症、影响血管生成，对原发性或复发性慢性硬膜下血肿都有一定疗效。

2. 手术治疗

(1) 手术指征　①幕上出血量＞30mL；②幕上颞叶出血量＞20mL；③幕下出血量＞10mL；④脑室受压；⑤中心结构移位，硬膜下血肿量虽然达不到上述出血量，但中心移位超过 0.5cm 也是手术指征；⑥硬膜下出血以后，观察期间患者意识障碍加重，格拉斯哥评分下降 2 分也为手术指征。

(2) 手术禁忌证　①患者年老体弱，合并有严重的基础疾病，比如近期发生的心肌梗死、脑梗死等严重的心脑血管疾病。②血友病导致凝血功能障碍，术后很可能还会再次出血，导致患者出现昏迷甚至死亡的可能。③正在口服阿司匹林或者氯吡格雷等抗血小板药物的患者，术前需要停用抗血小板药物至少 1 周才能手术，否则术中很容易再次出血或止血难以控制。

(3) 手术方式　①微创定向穿刺血肿引流术；②钻孔开颅置管外引流术；③内镜辅助钻孔引流术；④大骨瓣开颅血肿清除术。

五、护理措施

1. 术前护理

(1) 生命体征观察　严密观察病情变化，协助做好 CT 等各项检查，注意有无中间清醒期的出现，如伤后头痛、呕吐加重、意识障碍逐渐加深、一侧瞳孔逐渐散大、对光反射迟钝或消失、对侧肢体瘫痪，应考虑有血肿形成，必须立即通知医生。

(2) 术前准备　凡需手术者，要立即做好术前准备，如禁食、剃头、配血等，准备好抢救物品及药品，保持室内清洁、安静、温湿度适宜。

(3) 术前心理护理　术前，护理人员应积极主动与患者家属沟通交流，详细告知患者病情进展情况及术中可能产生的不良反应，介绍手术治疗的重要性、必要性、具体过程、预后及相关注意事项，使家属做好充足的心理准备，耐心回答患者及家属提出的问题，全面评估患者心态，给予心理疏导，并向患者及家属介绍临床成功病例，帮助患者坚定治疗疾病的信心，使其以良好的心态积极配合治疗。

2. 术后护理

(1) 卧位　患者回病房后去枕平卧，头偏向一侧，6h 后抬高床头 15°～30°，头颈部枕冰枕或戴冰帽，以减轻脑水肿，降低脑细胞的耗氧量，减少头部伤口渗血。要保持头部敷料干燥，防止伤口感染。鼓励患者在适当患侧卧位的基础上尽早下床活动，既不影响血肿引流，还可以减少肺部感染、下肢深静脉血栓等并发症的发生。

（2）病情观察　定时观察神志、瞳孔、血压、呼吸、心率等生命体征及呕吐情况并记录，全麻未清醒者应每15～30min观察1次。清醒后按医嘱每1～2h观察1次，神志、瞳孔、血压、脉搏、呼吸等生命体征及呕吐情况可反映颅内情况的变化，患者神志清醒后又逐渐出现意识障碍并进行性加重，一侧瞳孔散大，对光反射迟钝或消失，对侧肢体偏瘫，血压代偿性升高，脉搏、呼吸变慢，呕吐逐渐加重，说明有继发性颅内出血或脑水肿的危险，应立即通知医生并积极配合抢救。

（3）呼吸道护理　患者回病房后给氧气吸入，流量2L/min。手术均在全麻插管下进行，清醒前患者易发生舌后坠、喉痉挛、呼吸道分泌物增多、咳嗽、吞咽反射减弱，呕吐物易误吸而引起吸入性肺炎，因此，术后要保持呼吸道通畅，及时吸出呼吸道分泌物。昏迷患者呼吸道分泌物多，常发生通气不足而致低氧血症和高碳酸血症，动脉血$PaCO_2$增高，缺氧致代谢性酸中毒，使脑脊液pH下降，可使脑血管扩张，缺氧使脑细胞肿胀，从而使颅内压增高，使病情加重，必要时需行气管切开。气管切开术后应每日清洁、煮沸消毒内套管3～4次，及时吸出呼吸道分泌物。痰液黏稠不易吸出者，可用糜蛋白酶做超声雾化吸入，每日2～3次，保持气管切口处敷料的清洁、干燥，严格无菌操作。

（4）引流管护理　①根据颅内压的高低调整引流袋的高度，但引流袋始终保持在头位以下，以防止引流液反流引起颅内感染。②仔细观察引流液的量和颜色：引流液逐渐转清、量减少，提示脑组织复位较好，血肿腔减小；引流量很少甚至无液体流出，要查看是否有血块堵管；部分患者术后早期突然出现较多量的淡黄色液体，一般为脑脊液，可不做处理，若伴有头晕、头痛等症状，可暂时夹闭引流管以控制流速；引流液出现鲜红色血液，提示有再出血，应立即报告医生，必要时行二次手术。③注意保持引流管的通畅，确保引流管无扭曲、成角、受压、阻塞、打结或脱落，发现引流不畅时及时通知医生处理。④改变头位或搬动患者时应暂时夹闭引流管，防止颅内压骤变或引流液反流。⑤严格无菌操作，保持敷料清洁干燥，每日更换引流袋并做好记录。⑥拔管指征：症状消失，引流液变为无色透明，量渐少，CT复查无再出血即可拔管。

（5）饮食护理　给高蛋白、高热量、高维生素的饮食，控制盐类食物的摄入，避免食用刺激性食物。清醒患者术后1～2天给流质，无呕吐等情况后逐渐改半流食、普食。昏迷、吞咽困难者术后3～5天给予鼻饲流质饮食。注意饮食卫生，防止腹泻。禁食及鼻饲者每日口腔护理2～3次。可采取静脉营养支持，维持体内酸碱平衡及水电解质平衡。

（6）皮肤护理　昏迷、卧床患者不能自动翻身，皮肤抵抗力差，皮肤易受潮湿、渣屑的刺激而引起压疮的发生，因此要做好患者的皮肤护理，睡气垫床，保持床单位的平整、清洁、干燥，每1～2h翻身1次，翻身时动作应轻柔，避免拖、拉、推，并用50%红花酒精按摩骨突处，促进局部血液循环，防止压疮的发生。

(7) 功能锻炼　术后若有肢体偏瘫或活动障碍者，应及时进行功能锻炼以尽快恢复生理功能。

① 对于偏瘫者，保证其肢体处于功能位置，急性期过后要尽早给患者按摩、推拿，帮助患者活动肢体，促进肢体功能恢复，防止足下垂、肢体僵硬及失用性萎缩，教导其屈伸肢体，可促进血液循环或预防肌肉萎缩、关节僵硬。对于失语、智力障碍者，要多与其进行语言交流，鼓励他们多发音、多听音乐，提高其认知功能。

② 在进行功能锻炼时，锻炼幅度宜从小到大，不可使患者产生疲劳感。若患者存在语言障碍、智力障碍，则传授其交流技巧，并通过看电视、看报纸、听音乐等方式进行功能锻炼。

③ 患者病情稳定后应进行 CT 复查，观察血肿是否清除、脑组织复位后是否取头高位。此外，护士还要指导家属掌握锻炼要领，鼓励患者出院后坚持功能锻炼，促进功能恢复，使护理效果显著提升。

(8) 心理护理　颅内压增高引起的头痛、呕吐等症状，以及对陌生环境、对疾病、对手术的恐惧感，均会造成患者情绪紧张、烦躁易怒、失眠甚至惊厥，同时慢性硬脑膜下血肿本身亦可引起精神异常，因此心理护理尤为重要。有些硬膜下血肿患者会存在认知障碍，护理人员应主动、热情地与患者进行沟通，梳理患者的心理障碍，鼓励患者配合治疗，以利于身体恢复。护士不但要熟悉患者的病情，还要了解患者的心态，主动耐心地向患者与家属介绍疾病的发生、发展和预后，解释手术的目的、意义、方法、预期效果和注意事项，做好健康宣教，使患者建立良好的心理状态，对康复充满信心。

3. 并发症护理

(1) 血肿复发　由于硬脑膜下血肿患者术后存在血肿复发的可能，因此针对血肿复发采取护理措施对患者病情发展十分重要。首先，叮嘱患者保持头低患侧卧位，在护理时不能应用脱水药，应告知患者多饮水或增加补液量，从而促进残留空腔消除；其次，由于患者身体原因，若出现什么不适，需要耐心地对患者和家属进行分析，期望患者能够予以理解或配合治疗；最后，护理过程中应密切关注患者的意识、血压、心率等生命体征的变化并如实记录，若发生异常应及时告知主治医生进行 CT 检查，查探患者是否存在颅内出血或血肿复发。

(2) 肺部感染　有些老年硬脑膜下血肿患者可能自身有肺部基础疾病，并且有些慢性硬脑膜下血肿需要全身麻醉，因此很多老年患者对手术的承受力较弱，不仅术后恢复较慢，而且容易引发肺部感染，需要采取相应的护理措施。首先，给予老年患者吸氧护理，按时帮助患者翻身并拍背；其次，给予意识障碍者口腔护理，必要时予以吸痰；最后，针对咳痰乏力患者，进行雾化吸入治疗或给予化痰药物。

(3) 颅内积气　手术时空气随操作进入颅内，或血肿钻孔引流术后，受压脑组织未能及时复位形成硬膜下残腔，引流管内空气进入硬膜下残腔，或切口缝合不严形成活瓣，空气吸入颅内，这些均可形成颅内积气。防治与护理：①术前请恢复好的同症病友现身说法，消除患者焦虑的心理，增强对疾病治疗的信心，使其术后主动配合取平卧位，防止因体位变化引起气体进入颅内；②术中应注意体位，钻孔选择在血肿最厚处且该点为血肿最高平面，注意硬脑膜切口与引流管大小相当，缓慢放出淤血，置管后用等量生理盐水冲洗置换血肿，最后用生理盐水充填血肿腔，严密缝合头皮，使用密闭式引流装置，操作过程中夹闭引流管，防止空气进入血肿腔；③术后予平卧位，防止头时高时低引起颅内压变化；④更换引流袋时保持管内负压；⑤拔管时，切口处位于最高点并立即封闭伤口。如果颅内积气量少，通过调节体位及引流管位置，大多能排出，或拔管后 2 周内自行吸收。如颅内积气量多，引起高颅压或脑受压，则为张力性气颅，必须通过再次手术引流。

（4）硬膜下积液　由于血肿长期压迫周围脑组织，血肿清除后脑组织不能及时复位，血脑屏障中毛细血管通透性增加，导致血浆大量渗出，形成硬膜下积液。防治及护理：①术前设计好钻孔位置并充分评估血肿有无分隔，对于多重分隔可以在脑室镜直视下分离分隔以减少蛛网膜损伤；②术中反复冲洗，尽可能将陈旧性血凝块冲洗干净，掌握好引流管置入深度；③术后定时挤捏引流管，保持引流管通畅。

（5）癫痫发作　保持环境安全，避免强光刺激。患者癫痫发作时应有专人护理，床使用护栏，给患者上约束带，以免坠床及碰伤，并备开口器和压舌板于床旁。注意发作类型、持续时间、频率以及伴随症状、体征，并记录。抽搐发作时，应立即将患者平卧，取下活动性义齿，解松衣领、衣扣、裤带，头偏向一侧，保持呼吸道通畅并吸氧。用压舌板置于患者口腔一侧臼齿之间，以防咬伤舌和颊部。对抽搐肢体切勿用暴力按压，以免骨折、脱臼等。严格遵医嘱使用抗癫痫药物，注意观察药物的作用和不良反应，用药期间协助做好血药浓度检测。给予心理安抚和支持，鼓励积极治疗。

（6）精神障碍　在护理期间，若患者出现精神障碍，暂缓拔管以免影响治疗；可遵医嘱使用约束工具，并向患者家属解释说明，取得其配合；可遵医嘱给予氯丙嗪、异丙嗪等药物治疗。

六、健康指导

① 饮食清淡，多吃新鲜水果蔬菜，不宜过饱，保持大便通畅。

② 生活规律，睡眠充足，注意劳逸结合，适当锻炼，避免过度劳累。

③ 心情开朗，心态平和，避免紧张、焦虑、急躁等不良情绪。

④ 颅骨缺损患者注意保护骨窗局部，出门戴好防护帽，做好安全防护，避免摔倒发生意外，外出时应有家人陪护。

⑤ 定期随访，出现头痛、眩晕、恶心、呕吐、偏瘫等症状立刻就诊。

⑥ 按时规律服药，坚持功能锻炼，提高自我护理能力。

第二节 · 硬脑膜外血肿

一、概述

硬脑膜外血肿是位于颅骨内板与硬脑膜之间的血肿,好发于幕上半球凸面,约占外伤性颅内血肿的 30%,其形成与颅骨损伤有密切关系,骨折或颅骨的短暂变形,撕破位于骨沟的硬脑膜动脉或静脉窦引起出血或骨折的板障出血,90%的硬脑膜外血肿与颅骨线形骨折有关。

二、病因

多因头部受外力直接打击,产生费力点处的颅骨变形或骨折,伤及血管所致。出血积聚于硬脑膜与颅骨内板分离处,并随血肿的增大硬脑膜进一步分离。

三、临床表现

硬脑膜外血肿的临床表现与血肿的部位、增长速度和并发的硬膜下损伤有关。

1. 意识障碍

患者受伤后的意识改变有以下五种类型:伤后一直清醒;伤后一直昏迷;伤后清醒随即昏迷;伤后昏迷随即清醒;伤后昏迷,有一中间清醒期,随即又昏迷。中间清醒期是指受伤当时昏迷,数分钟或数小时后意识障碍好转,甚至完全清醒,继而因为硬脑膜外血肿形成,脑受压而引起再度昏迷。通常认为这种意识状态的变化不仅是硬膜外血肿的典型表现,还是其他颅脑血肿的典型表现。但是临床上此类患者的比例不足 1/3。患者意识状态的改变取决于原发脑损伤的程度、血肿形成速度和颅内其他损伤的存在。

2. 神经系统症状

单纯的硬脑膜外血肿,早期较少出现神经系统症状,仅在血肿压迫脑的功能区时,才表现出相应症状。但如血肿持续增大引起脑疝时,则可表现出患侧瞳孔散大、对侧肢体瘫痪等典型征象。当出现此类症状时,应及时手术减压,挽救生命。

3. 颅内压增高

随着血肿的体积增大,患者常有头痛、呕吐加剧、躁动不安,出现库欣反应。如颅内压持续增高,则引起脑疝,造成严重后果。

四、治疗原则

1. 非手术治疗

对于意识清醒或轻度嗜睡，瞳孔无变化，血肿量幕上＜30mL、幕下＜10mL，层厚＜10mm，中线结构移位＜10mm，且病情稳定者可在严密临床观察的前提下予以非手术治疗，主要措施是脱水、激素、止血、抗感染以及活血化瘀等治疗，应用脱水药的早期不宜大剂量，应以能缓解症状为宜，以免颅内压下降过多导致硬脑膜外血肿扩大。在非手术治疗期间，应密切注意患者意识、瞳孔及生命体征的变化，并利用 CT 进行动态观察，一旦出现手术指征应急诊施行手术，清除血肿，以缓解颅内高压。

2. 手术治疗

（1）手术指征 ①意识障碍程度逐渐加深；②颅内压的监测压力在 2.7kPa 以上，并呈进行性升高表现；③有局灶性脑损害体征；④在非手术治疗过程中病情恶化者；⑤儿童硬膜外血肿幕上＞20mL、幕下＞10mL 可考虑手术；⑥尚无明显意识障碍或颅内压增高症状，但 CT 检查血肿较大（幕上＞30mL、幕下＞10mL、颞部＞20mL 或血肿虽不大但中线移位＞1cm），脑室或脑池受压明显者；⑦横窦沟微型硬脑膜外血肿如出现排除其他原因引起的进行性颅内压增高征象，应积极手术。

（2）手术方式

① 骨瓣开颅术：适用于血肿定位准确的患者，术毕回置骨瓣。术前已有脑疝形成特别是双侧瞳孔散大者，可考虑去骨瓣减压及硬脑膜扩大修补。如颅骨已粉碎，可考虑行骨窗开颅术。

② 钻孔探查术：在紧急情况下对病情急剧恶化而来不及行诊断性检查者，行钻孔探查术，所有神经外科医生都应熟悉这项操作。第一个钻孔应该在颞区，恰好在颧弓上方，根据神经系统体征定位并制定手术方案。

③ 钻孔穿刺抽吸术：简便易行，有利于迅速挽救患者生命，用于特急性硬膜外血肿的紧急抢救，可暂时部分性缓解高颅压，赢得抢救时间，常用于院前急救或术前急救。

④ 钻孔置管引流术：也可用于部分急性硬脑膜外血肿的治疗，达到快速引流血肿、抢救患者的目的。其适应证为病情相对稳定、出血量 20～50mL、经 CT 明确定位、中线移位达 0.5cm 以上、无继续出血者。方法：在 CT 片所示血肿最厚层面处行锥孔或钻孔，插入吸引针管或小引流管，排出部分血肿后再反复多次注入溶栓药物如尿激酶等并引流，3～6 天 CT 复查血肿消失即可拔除引流管。

五、护理措施

1. 术前护理

（1）生命体征观察 严密观察病情变化，协助做好 CT 等各项检查，如伤后头痛、呕吐加重、意识障碍逐渐加深、一侧瞳孔逐渐散大、对光反射迟钝或消失、对侧肢体瘫痪，应考虑有血肿形成，必须立即通知医生。

（2）术前准备　凡需手术者，要立即做好术前准备，如禁食、备皮、配血等，准备好抢救物品及药品，保持室内清洁、安静、温湿度适宜，将患者置于空调房内，防止患者发热，以降低脑细胞的耗氧量。

（3）术前心理护理干预　外伤性急性硬脑膜外血肿患者面对严重的头部外伤，在心理上往往产生不良情绪，如焦虑、抑郁、烦躁甚至惊恐等。这些不良情绪不仅会加重病情、延长病程，还可能直接导致患者产生对治疗的消极态度，失去治疗信心而不配合治疗。因此，护士在患者入院后便要注意患者的心理状态，发现异常后要及时进行心理疏导，如与患者多沟通，向患者讲解类似经积极治疗后顺利康复的病例，以增强患者对医护人员的信任和对治疗疾病的信心。

2. 术后护理

（1）卧位　患者回病房后去枕平卧，头偏向一侧，6h 后抬高床头 15°～30°，头颈部枕冰枕或戴冰帽，以减轻脑水肿，降低脑细胞的耗氧量，减少头部伤口渗血。要保持头部敷料干燥，防止伤口感染。病房定时通风换气，每日紫外线消毒 2 次，保持病房温度 22～25℃，相对湿度 50%左右。

（2）病情观察　定时观察神志、瞳孔、血压、呼吸、心率等生命体征及呕吐情况并记录，全麻未清醒者应每 15～30min 观察 1 次。清醒后按医嘱每 1～2h 观察 1 次，神志、瞳孔、血压、脉搏、呼吸等生命体征及呕吐情况可反映颅内情况的变化。

（3）呼吸道护理　参见"硬脑膜下血肿"相关内容。

（4）引流管护理　①保持头部引流管通畅，防止引流管受压、扭曲，发现不畅及时通知医生处理，密切观察引流液的颜色、量及性质，并及时准确记录。引流袋的位置应低于头部 20～30cm，过高不利于引流，过低会使血肿腔内负压过大诱发再出血。②注射尿激酶 2～4h 后开放引流，开放后注意观察引流液的颜色、量及性质，如引流液明显增多、颜色变红，提示有再出血可能。③每日更换引流袋及穿刺点伤口敷料时，严格无菌操作，以降低感染发生率。④检查并保持引流管位置正确，尤其在翻身、排便或进行各项护理操作后均应仔细检查，如发现打折应及时纠正。患者外出检查时应先将引流管关闭，以防引流液反流。⑤拔管：硬膜外引流排液通常在 6～12h 停止，引流管一般于术后 24～72h 内拔除，或根据引流量和头颅 CT 复查情况酌情延长引流时间，应尽早拔除，时间过长易增加感染机会。⑥观察头部敷料情况，定时消毒伤口并更换敷料，渗血、渗液较多时及时报告医生。

（5）饮食护理　给予高蛋白、高热量、高维生素的饮食，清醒患者术后 1～2 天给予流质饮食，无呕吐等情况后逐渐改半流食、普食。昏迷、吞咽困难者术后 3～5 天给予鼻饲饮食，注意饮食卫生，防止腹泻，禁食及鼻饲者每日给予口腔护理 2～3 次。

（6）疼痛护理　切口疼痛发生在术后 24h 内；颅内压增高引起的头痛发生在脑水

肿高峰期，即术后2~4天。保证病室环境安静、整洁，包扎的伤口敷料应松紧度适宜，应告知患者保持情绪稳定、心态良好、精神放松，避免紧张、焦虑、恐惧的心理。还可以通过转移患者的注意力来减轻患者对疼痛的感受强度，比如唱歌、玩游戏、看电视、愉快地交谈、下棋等。若患者疼痛难忍，遵医嘱使用镇痛药物。

（7）皮肤护理 昏迷、卧床患者不能自动翻身，皮肤抵抗力差，皮肤易受潮湿、渣屑的刺激而引起压力性损伤的发生，因此要做好患者的皮肤护理，使用防压疮气垫床，保持床单位的平整、清洁、干燥，每1~2h翻身1次，翻身时动作应轻柔，避免拖、拉、推，以免擦伤皮肤。嘱患者在床上轻微活动，垫高骶尾部，按摩局部骨隆突处，骨隆突受压处垫软枕以减轻局部受压，使用液体敷料（赛肤润），注意保持皮肤的完整性。便后及时擦洗，出汗多时及时擦洗，勤换干净衣裤，注意合理进食，加强营养，增强抵抗力。

（8）排便护理 做好饮食宣教，便秘时增加饮食中的纤维素含量，保持饮食平衡。鼓励患者每天多喂水。要强调避免排便时用力，以免加重病情。交代可能会引起便秘的药物。做腹部按摩辅助肠蠕动以促进排便。向患者解释长期使用缓泻药的后果。

（9）功能锻炼 对于失语患者，应进行语言训练。对于肢体乏力或偏瘫患者，可适当做一些离床活动，或在床上做一些屈、伸、抬上抬下的动作，以促进功能的恢复。有肢体偏瘫或活动障碍者，要保持肢体于功能位置，急性期过后要尽早给患者按摩、推拿，帮助患者活动肢体，促进肢体功能恢复，防止足下垂、肢体僵硬及失用性萎缩。患者要主动用健肢帮助患肢活动，或手掌撑在椅子上，肘关节伸直，尽量将身体的重力压向患肢，以增强肌肉紧张，同时嘱患者用健肢自己进食、刷牙等。

（10）心理护理 患者术后可能会因担心病情复发、产生并发症等原因而产生紧张、焦虑的不良心理状况。为此，医务人员需要加强与患者之间的沟通交流，并在此过程中对患者的心理情况进行了解，在此基础上有针对性地对患者的不良情绪进行疏导，同时向患者及家属讲解一些疾病方面的专业知识，使患者对病情有一定了解，消除紧张、恐惧心理，并能积极配合治疗。

3. 并发症护理

（1）感染 医务人员在做任何操作时应戴帽子、口罩及手套，必要时戴无菌手套。保持引流通畅，勿打折，勿弯曲，勿受压，每天更换一次引流袋。严格无菌操作，更换引流袋时注意无菌操作，严防逆行感染。用碘伏、酒精等消毒液消毒伤口，每日一次。操作前后应洗手。控制病房里陪伴及探视人数，保持病室内清洁，病房通风2次/天，紫外线消毒每天30min。

（2）再出血 严密观察引流液颜色、性质、量并严格记录。术后1~2天引出的血性引流液逐渐减少，提示血肿基本消失。引流管被血凝块或沉淀物阻塞，应用双手顺行捏挤至引流管通畅。引流液量较前增多或引流液颜色由暗红色转为鲜红色时提示有出血，及时通知医生，给予对症处理。

（3）癫痫　多数患者可在伤后数月内恢复，也有患者可持续数年，需要长期坚持服用抗癫痫药物。告知患者饮食以清淡为宜，避免过饱，戒烟戒酒。密切观察患者体温、脉搏、呼吸、血压、神志、瞳孔等变化。注意发作类型、持续时间、频率以及伴随症状、体征，并记录。保持环境安全，避免强光刺激。癫痫发作时应有专人护理，床使用护栏，并备开口器和压舌板于床旁。抽搐发作时，应立即将患者平卧，取下活动性义齿，解松衣领、衣扣、裤带，头偏向一侧，保持呼吸道通畅，吸氧。用压舌板置于患者口腔一侧臼齿之间，以防咬伤舌和颊部。对抽搐肢体切勿用暴力按压，以免骨折、脱臼等。癫痫持续状态时，保持呼吸道通畅，防舌咬伤、跌倒、误吸等。护士给予心理安抚和支持，鼓励积极治疗。

六、出院指导

建议在出院后加强恢复训练，营养健康饮食，增强体质。

① 饮食以高蛋白、高维生素、低脂肪、易消化的食物（如鱼、瘦肉、鸡蛋、蔬菜、水果等）为宜。

② 注意劳逸结合，保证充足睡眠，可适当进行户外活动（颅骨缺损者要戴好帽子外出，并有家属陪护，防止发生意外）。

③ 告知患者颅骨缺损的修补一般需在脑外伤术后的半年后。按医嘱服药，不得擅自停药，出院后1个月门诊随访。

④ 加强功能锻炼，必要时可做一些辅助治疗，如高压氧等。

⑤ 外伤性癫痫患者不可单独外出，不宜攀高、骑车、游泳等，出院后按时服药，定期复诊。

⑥ 保持情绪稳定，避免情绪激动，克服不安、恐惧、愤怒、忧虑等不良情绪，有利于疾病恢复。出现异常情况如头晕、肢体不遂、言语不利等情况，应立即就医。

第三节 · 颅骨骨折

一、概述

颅骨骨折指的是颅骨的连续性和/或完整性遭到破坏。人体的颅骨由面颅骨和脑颅骨构成，所谓面颅骨指的是眼眶以下的相关骨，而脑颅骨则指的是构成颅腔的相关骨。上述骨的损伤都可以被归类到颅骨骨折中。

二、病因

颅骨骨折是头部受伤造成的。最常见的是乘坐汽车时发生车祸使头部受到撞击；或是在工作场合或在家庭中头部撞击到尖锐的物体；或是跟别人打架或被人误伤，被人用某种钝器在头部打击造成的。

三、临床表现

颅骨骨折包括颅盖骨骨折和颅底骨折。

1. 颅盖骨骨折

颅盖骨骨折又包括线形骨折和凹陷性骨折。

（1）线形骨折　主要表现为骨折局部的头皮肿胀和压痛，常常伴有骨膜下血肿。

（2）凹陷性骨折　主要是由于骨片下陷，如果下陷较深，可以刺破硬脑膜，损伤脑组织，出现偏瘫、失语。

2. 颅底骨折

颅底骨折包括颅前窝骨折、颅中窝骨折和颅后窝骨折。

（1）颅前窝骨折　累及眶顶和筛骨可以伴有鼻出血、眶周广泛淤血以及广泛的球结膜下淤血。

（2）颅中窝骨折　如果累及蝶骨，可以有鼻出血或者合并有脑脊液鼻漏。

（3）颅后窝骨折　多数在伤后数小时至 2 天内出现乳突部的皮下淤血，骨折线通过枕骨基底部，可在伤后数小时出现枕下部的肿胀以及皮下的瘀斑、枕骨大孔或者是岩骨后部的骨折，可以合并脑神经损伤。

四、治疗原则

1. 非手术治疗

颅骨骨折患者，首先要使用抗生素来预防和治疗感染。如果出现脑脊液耳鼻漏的情况，那么患者应保持局部清洁，而且头部需要在高位卧床休息，并且不堵塞鼻孔、外耳道，不做腰穿和擤鼻涕动作。

如果颅骨骨折患者出现脑神经损伤，那么患者可以选择注射维生素 B_1、维生素 B_6、激素类药物、血管扩张药等。除此之外，还可以选择理疗和针灸，这两种方法的治疗效果也是比较不错的。

出现骨片压迫以及血肿压迫的患者，应当及时进行视神经减压术，但如果患者受到外伤影响后立即出现失明，那么就不需要选择这种治疗方法。

受到外伤影响，并且出现严重鼻出血的患者，应该及时进行气管插管，通过气管插管可以消除气道内积血，并且需要保持呼吸通畅，接着要进行鼻腔的填充。

出现颅后窝骨折要及时进行气管切开术，然后使用呼吸机辅助呼吸及颅骨牵引，必要时进行枕下减压。

2. 手术治疗

（1）手术指征

① 骨折片下陷压迫重要脑功能区，有相应的神经功能障碍者。

② 骨折片下陷超过 1cm 或因为大骨片下陷引起颅内压增高者。

③ 尖锐的骨折片刺入脑内或有脑内血肿者。

④ 开放性凹陷粉碎性骨折。

（2）手术禁忌证　位于静脉窦区凹陷性骨折，应该视为手术相对禁忌证，以防复位手术引起大量出血。

（3）手术方式　一般颅骨骨折的手术治疗采用的是颅盖骨折复位手术、颅底骨折复位手术和钻孔撬复法手术。

① 颅盖骨折复位手术：手术一般用于骨折片深入颅腔在 1cm 以上的患者；或者骨折片大面积陷入颅腔里的患者，首先切开颅盖，把骨折的部位归到正常的位置，再采用石膏固定患处，6～8 周可以拆除。

② 颅底骨折复位手术：主要是处理脑损伤和其他部位的损伤。把颅底骨折的骨片修复，使其回归正常位置。术后要好好休息，不可以大幅度活动。

③ 钻孔撬复法手术：这种手术主要是治疗凹陷性颅骨骨折，采用钻孔技术，撬起凹陷的骨片，使其回到正常部位，再采用内固定的方法把患处固定好。术后要卧床休息，减少活动。

五、护理措施

1. 术前护理

（1）病情观察　颅骨骨折的危害不是主要来源于骨折本身，而是来源于脑组织受损，颅骨遭受破坏后，其内容物的保护屏障随之被破坏，所以要密切注意患者有无存在颅内出血、脑组织及脑神经损伤以及感染等症状。颅骨骨折通常情况下会合并脑膜、脑组织及脑血管损伤，容易导致颅内出血与癫痫发作。一般颅骨骨折由较大能量所导致，脑损伤的严重程度轻重不一，往往十分容易出现继发性颅内血肿以及脑水肿，而一旦颅内血肿达到较为严重的程度时极有可能会导致患者出现脑疝而威胁患者的生命安全。所以要注意对患者各项生命体征的观察，了解患者的意识、瞳孔情况，注意观察患者是否存在呕吐和头痛等症状。

（2）鉴别脑脊液漏的方法　①脑脊液糖含量较高，可用尿糖试纸测定；②收集血性漏出液观察，血性脑脊液多不易凝固；③部分颅底骨折患者，鼓膜仍完整时，脑脊液可经耳咽管流至咽部，患者可自觉有咸味或腥味液体咽下；④伤后早期脑脊液与血液相混时用尿糖试纸测定糖含量不易鉴别，遇此情况，可将液体滴在纱布上，若含有脑脊液会在血迹外出现黄色浸渍环，另外，被脑脊液浸湿的纱布不像被鼻涕或组织渗出液浸湿的那样有干后变硬的现象，这也可作为鉴别脑脊液漏的一种简便方法。准确估计脑脊液外露量：在鼻前庭或外耳道口松松地放置干棉球，一旦潮湿立即更换，记录24h浸润的棉球数，以估计脑脊液外漏量。

（3）脑脊液漏护理　对于脑脊液漏者要尽可能使其避免出现颅内压增高。如果出现颅内压增高，将会大大增加抢救的难度，所以要随时注意患者有无出现意识变化、生命体征变化、瞳孔变化以及有无呕吐、头痛等症状。对于脑脊液漏者要认真做好其耳、鼻及呼吸道的护理，防止患者出现颅内感染。处理伤口时要严格执行无菌操作，要在头部垫无菌棉垫与无菌小巾并勤加更换。

（4）术前准备　凡需手术者，要立即做好术前准备，如禁食、备皮、配血等，准备好抢救物品及药品，并严密观察病情变化。

（5）术前心理护理　由于患者对手术操作过程、麻醉方式以及术后恢复缺乏一定认知，可能会产生不同程度的焦虑、紧张、抑郁等负性情绪，因此在手术操作前需要加强护患之间的交流，向患者详细介绍手术相关知识，减轻患者对手术治疗的恐惧，提高患者在治疗过程中的配合程度。护理人员要学会合理运用情绪疗法，主动对存在情绪障碍的患者进行心理分析，由于每位患者的心理症结并不相同，所以干预的方法也有所差异。护理人员应努力对患者的不正确信念进行纠正，帮助患者建立正确的信念，最大限度地减少患者的不良情绪体验，指导患者以理性的态度正确面对疾病，改善预后的质量。护理人员应多与患者沟通，让患者能够真切地感受到护理人员的关心与温暖，取得患者的信任，帮助患者从疾病的阴影中走出来。

2. 术后护理

（1）卧位　颅骨不同部位骨折者术后应采取不同体位，以借助重力作用使脑组织向颅底硬脑膜破损处移动，有利于使局部组织将漏口封闭。若患者为颅骨凹陷骨折，术后需绝对卧床休息，并将床头抬高15°～30°，以利于颅内静脉回流；若患者为颅前窝骨折，且其意识清楚，则给予半卧位；若患者处于昏迷状态，则将床头抬高30°，取患侧卧位；若患者为颅中窝或颅后窝骨折，则指导患侧卧位，正确合理的体位有利于颅脑内的脑组织在重力的作用下向颅底硬脑膜破损的部位移动，从而促使局部组织发生粘连让漏口得到封闭，所以需要指导患者保持正确的体位直到脑脊液停止外漏后的3～5天；若患者术后返回病房后则去枕平卧，头偏向一侧，6h后抬高床头15°～30°，头颈部枕冰枕或戴冰帽，以减轻脑水肿，降低脑细胞的耗氧量，减少头部伤口渗血。要保持头部敷料干燥，防止伤口感染。

(2) 病情观察　颅骨对保护颅内容物起到重要作用，因此术后应密切观察患者是否发生感染、脑组织损伤、颅内出血等情况。由于导致颅骨骨折的暴力较大，可造成不同程度的脑损伤，有发生颅内血肿和脑水肿的可能，可对患者生命安全构成威胁。因此术后应密切观察患者瞳孔、意识、肢体活动情况及生命体征等变化情况；若骨膜、脑膜同时破裂则存在颅内积气、脑脊液漏的可能；若压迫视神经，则存在视神经损伤的可能；若发生异常情况应及时通知医师处理。

(3) 呼吸道护理　呼吸道护理最重要的是保持呼吸道通畅，既能够减轻因缺氧造成脑组织的继发性损害，又可避免肺部感染。患者回病房后给予氧气吸入，流量 2L/min。对没有气管插管和气管切开的患者取侧卧位或平卧位，头偏向一侧，定时翻身叩背利于痰液、呕吐物、口咽分泌物及时排出。对给予气管插管和气管切开的患者要防止二次危害的发生，主要的护理工作有：①仔细观察口腔有无呕血或伤口有无渗血，有无皮下气肿，发现异常及时汇报。②防止继发感染，严格消毒，无菌操作，定期换药。③定时湿化气道、病房消毒，保持病房空气流通、温暖湿润。④定时吸痰，动作轻柔，严格遵守无菌操作，给予口腔护理。

(4) 高热、抽搐护理　部分重型颅脑损伤患者会出现高热、抽搐的症状，在护理工作中应特殊对待。重型颅脑损伤后的高热在排除感染性因素外，常表现为中枢性高热，体温 >39.5℃且持续不退。通常采用物理降温、药物降温两种方法，但药物降温难以控制，多数以物理降温为主。物理降温包括头枕冰袋或冰帽，颈部、腋窝等部位放置冰袋、温水擦浴，酒精擦浴，灌肠等，有条件的给予冰毯。必要时遵医嘱给予冬眠合剂控制。治疗过程中应密切观察体温变化，每小时测量 1 次体温并做好记录，根据具体情况随时调整方案。对于抽搐的患者，首先要告知家属防止意外发生的重要性，必要时给予约束带等强制措施。发生抽搐后要立即将患者衣领解开，头偏向一侧，保持呼吸道通畅，给予吸氧，并积极配合医生进行救治；对于昏迷患者，要详细记录抽搐发作持续时间和相关临床症状，及时告知医师进行处理，防止意外发生。

(5) 引流管护理　开颅手术术后都会留置引流管，作为护理人员应明确引流管的名称、目的、摆放位置，并告知家属妥善保护，防止引流管脱出或牵拉引流管造成继发性损伤；要保持引流管通畅，防止感染，最重要的是要认真观察引流液的颜色、性状及量，详细记录，出现异常情况及时汇报主治医生。脑室外引流感染多因细菌的逆行感染而导致，常发生在术后 2 周左右。为避免患者脑室大量引流而出现塌陷，早期引流速度不宜过快，引流瓶高度应适中，若需搬动患者，应先夹住引流管，防止引流液返回颅内引发感染。为减少引流感染，护理人员需及时倾倒引流瓶内的引流液，用消毒液消毒出口端。拔除引流管后要观察伤口是否有渗血、渗液以及患者的情况，严格做好交接班。

(6) 饮食护理　护理人员为患者提供合理的饮食计划，术后饮食应以清淡、易消化且富含营养、高蛋白的饮食为主，避免生冷、刺激、需用力咀嚼的食物，嘱咐患者多食用新鲜果蔬，剧烈呕吐者予以禁食。清醒患者术后 1～2 天给流食，无呕吐等情况后逐渐改半流食、普食。昏迷、吞咽困难者术后 3～5 天给予鼻饲饮食。由于患者术后需要长时间卧床休息,因缺乏运动容易引起便秘,故应保持其大便通畅,嘱咐患者多饮白开水或者适量饮用蜂蜜水,以润滑肠道。禁食辛辣、冰冷和其他刺激性食物,不要喝浓茶、咖啡、可乐等使人神经兴奋的饮料。

(7)皮肤护理 清醒患者,护理人员可协助患者适当活动肢体,昏迷、卧床患者不能自动翻身,皮肤抵抗力差,皮肤易受潮湿、渣屑的刺激而引起压力性损伤的发生,因此要做好患者的皮肤护理,保持床单位平整、清洁、干燥,每1～2h翻身1次,翻身时动作应轻柔,避免拖、拉、推,按摩骨突处,促进局部血液循环,防止压力性损伤的发生。保护好头部伤口敷料,避免硬物挤压或碰撞伤口,注意保持伤口敷料清洁。保持病室内通风、空气清新。

(8)心理护理 由于外伤性颅骨骨折多为意外伤害,患者术后通常会出现一定的恐惧、悲观、焦虑、抑郁等心理,加之担心是否对以后生活造成影响等,易陷入不良情绪中。因此,护理人员应积极、主动与患者交流,了解其主要心理矛盾,并根据患者的性格与文化素质等结合心理学知识给予针对性心理疏导,让其正确面对颅骨骨折,调整心理状态,积极配合治疗,并指导家属给予鼓励安慰,让患者重拾对生活的信心,帮助患者建立战胜疾病的信心。护士要做好家属及患者的思想工作,鼓励抛开负性情绪,要多花精力与心思照顾患者,予以患者更多的关心与体贴,将家的温暖带给患者,从而让患者走出疾病的阴影。

(9)功能锻炼 当患者神志清醒、病情好转时尽早对其采取特色的理疗、针刺等,以促进功能尽快恢复,从而减轻患者的心理负担,激励患者积极配合治疗与护理。在护理过程中应该加强对患者功能锻炼的健康教育指导,提高患者对早期康复锻炼的重视程度,按照患者自身恢复情况,制定合理的功能锻炼计划。手术结束后,指导患者采取主动或被动的关节屈伸,进行患肢的合理按摩,促进肢体的血液循环,增加肌肉张力,防止关节挛缩,要始终保持患者肢体的功能位,促进肢体功能恢复,预防下肢深静脉血栓形成。同时注意气候变化,叮嘱患者要保暖,养成规律的生活习惯。

3. 并发症护理

(1)脑脊液漏 患者如存在脑脊液漏,需要强化对患者的耳、鼻、呼吸道的护理工作,有效防止颅内感染。根据无菌原则为患者进行伤口的处理,为患者头部垫无菌小巾和无菌棉垫,并随时更换。将患者头部抬高,使脑组织贴近硬脑膜漏孔部位,有效促进局部粘连而封闭漏口。对患者的鼻前庭和外耳道进行常规消毒,每天进行2次,在消毒的过程中应注意避免棉球过湿,防止消毒液进入颅内。禁止为患者进行鼻饲、鼻内滴药和鼻腔吸痰等相关操作,减少颅内感染的发生概率。强化对患者的口腔干预,观察是否有颅内感染的征象。尽量防止患者用力咳嗽、擤鼻涕和打喷嚏,避免患者用力排便,以免颅内压骤然升高而导致气流或脑脊液逆流的状况。严禁为脑脊液鼻漏患者进行鼻腔吸痰和放置胃管。对患者预防性应用抗生素和破伤风抗毒素进行干预。有效采取综合措施,使患者的脑脊液漏尽早消除。

（2）感染　密切观察有无颅内感染的发生。观察体温的变化，并要注意患者有无发热、呕吐、头痛、颈项强直等脑膜刺激症状。当脑脊液外漏时，即为开放性损伤，遵医嘱应用抗生素治疗。注意无菌操作，保持局部清洁：出现脑脊液鼻漏时应及时仔细清洗鼻前庭血迹及漏出液，耳漏时及时清理外耳道内的血迹、结痂及污垢；严禁从鼻腔吸痰或放置鼻胃管，禁止耳、鼻滴药、冲洗和堵塞。对于有意识障碍且鼻漏的患者一般可采用经口留置胃管；禁止患者抠鼻、挖耳。防止感冒和便秘，保持伤口清洁干燥，以免脑脊液压力升高后又降低而使脑脊液逆流。病室内每日开窗通风 2 次，每日紫外线照射消毒 2 次。

（3）高颅压　①清醒的患者不应用力咳嗽，不应用力擤鼻涕或打喷嚏。②保持肠道运动畅通，不要用力排便。便秘者利用开塞露低压灌肠，以免用力排便增加颅内压力，同时采用腹部顺时针按摩、心理辅导等综合护理干预措施，预防便秘。③及时有效降颅压，准确应用脱水药，减轻脑组织对修补漏口的压力。④对于躁动不安的患者，给予适当束缚或镇静药。

（4）低颅压　一般来说，对于脑部创伤的患者，护士往往会对颅压过高的症状保持警惕，而对于颅压过低的表现则没有足够的注意。值得注意的是，脑脊液流出量较多时，尤其是在摄入不足、频繁呕吐、体温升高的情况下，可出现颅内低压综合征。表现为剧烈的头痛、呕吐、反应迟钝、嗜睡等，很容易与颅内压增高相混淆。对于低颅压的患者，除做好心理护理以外，遵医嘱补充大量水分以缓解症状。一般采用 5%葡萄糖液或生理盐水静滴，以增加血容量，并需补充电解质，改善细胞内环境，促进脑脊液生成，纠正低颅压。立即取头低足高位，增加静脉补充液体量。

六、出院指导

① 日常生活中不要挖耳朵或抠鼻子，也不要屏住呼吸或者用力排便、咳嗽、擤鼻涕、打喷嚏，以免挤压或吸入鼻窦或乳突状气室的空气，导致颅内感染。

② 多吃芹菜、豆制品、芝麻、香蕉和其他粗纤维食物，保持大便畅通，养成良好的排便习惯。

③ 确保充足的睡眠时间，劳逸结合，可以选择步行、慢跑等运动，以无头痛、无头昏眼花为适宜。

④ 注意保护头部，避免外力碰撞；如果有头痛、头昏眼花、呕吐等不适，请及时去医院。

⑤ 按照医生的建议服药，不得擅自停止用药或者减少药量。

⑥ 出院后 1 个月进行复查。颅骨愈合多为纤维愈合，儿童在线形骨折后约需 1 年，成人则需 2～5 年才能达到骨愈合。

第四节 · 脑震荡

一、概述

脑震荡是最常见的轻度原发性脑损伤，是指头部受到撞击后立即发生一过性神经功能障碍，无肉眼可见的神经病理改变，但在显微镜下可见神经组织结构紊乱。

二、病因

患者在伤后立即出现短暂的意识丧失，一般持续时间不超过 30min，同时伴有面色苍白、出冷汗、血压下降、脉搏变缓、呼吸浅慢及各生理反射迟钝或消失。患者意识恢复后对受伤时甚至受伤前一段时间内的情况不能回忆，而对往事记忆清楚，此称为逆行性健忘。清醒后常有头痛、头晕、恶心、呕吐、失眠、情绪不稳、记忆力减退等症状，一般可持续数日或数周。神经系统检查无明显阳性体征。

三、临床表现

1. 意识障碍

伤后立即出现短暂的意识丧失，历时数分钟乃至十多分钟，一般不超过半小时。但偶尔有患者表现为瞬间意识混乱或恍惚，并无昏迷。亦有个别患者出现为期较长的昏迷甚至死亡，这可能因为暴力经大脑深部结构传导至脑干及延髓等生命中枢所致。

2. 遗忘

意识恢复之后，患者常有头痛、恶心、呕吐、眩晕、畏光及乏力等，同时，往往伴有明显的近事遗忘（逆行性遗忘）现象，即对受伤前后的经过不能回忆。脑震荡的程度愈重，原发昏迷时间愈长，其近事遗忘的现象也愈显著，但对过去的旧记忆并无损害。

3. 头痛、头昏

脑震荡恢复期患者常有头昏、头痛、恶心、呕吐、耳鸣、失眠等症状，1 周至数月逐渐消失，但亦有部分患者存在长期头昏、头痛、失眠、烦躁、注意力不集中和记忆力下降等症状，其中有一部分是属于恢复期症状，若超过 3～6 个月仍无明显好转，除考虑是否有精神因素之外，还应详加分析有无迟发性损害存在。

4. 其他

可出现自主神经功能紊乱，表现为情绪不稳、易激动、不耐烦、注意力不集中、耳鸣、心悸、多汗、失眠或噩梦等。

四、治疗措施

所有患者均按轻中型脑外伤的常规治疗处理。一般治疗包括休息、镇痛、安神、改善自主神经功能紊乱等，以及心理辅导，耐心解释病情，消除患者对脑外伤的误解及畏惧心理；颅内有出血灶或存在颅内压增高情况时予以止血、降颅压治疗。观察治疗后7天、14天及伤后1个月患者脑震荡样症状恢复情况（消失指自觉症状完全消失，恢复日常生活及工作；好转指自觉症状明显减轻，仅劳累或情绪波动时有不适；无变化指自觉症状无明显减轻，仍影响日常生活及工作）及3个月后随访评定脑震荡后遗症发生率。

五、护理措施

1. 严密观察

术后有颅内压升高的可能原因是脑组织水肿，造成血肿或术后继发血肿，应严密观察。

（1）意识状态　意识是人体生命活动外在的表现，反映大脑皮质功能及病情轻重，脑挫裂伤患者本身就有意识障碍，如颅内压升高，意识障碍可加重。

（2）脉搏、呼吸、血压的观察　颅内压接近临界点时，可能出现延髓的代偿反应，脉搏洪大、有力而缓慢，呼吸深慢，血压升高，尤以收缩压增高明显，脉压增大，这是颅内压升高的典型生命体征变化。

（3）瞳孔的改变　不同的眼征及锥体束征可提示相应部位的病变，如表现为一侧性进行性瞳孔散大，意识障碍加重，生命体征紊乱，对侧肢体瘫痪，提示局部颅内压升高，挤压脑组织，形成了小脑幕切迹疝。

2. 给氧

提高氧浓度，以改善脑部缺氧。抬高床头30°，有利于颈静脉回流，降低颅内压，减轻脑水肿。

3. 营造生理性脱水状态

暂禁食，控制液体摄入，按时给予脱水药。因为术后3天为脑水肿高峰期，这些措施可以为患者创造一个生理性脱水状态。

4. 适当给予镇静药

对烦躁不安的患者，应适当给予镇静药，因为躁动可引发出血。

5. 保持呼吸道通畅

保持呼吸道通畅，特别是对于气管切开的患者。

① 防止堵管和肺部感染，定时吸痰，诱发呛咳，使呼吸道分泌物及时排出，吸痰后滴数滴稀释液（青霉素、庆大霉素、糜蛋白酶混合液）。并可蒸汽吸入 2 次/日，以稀释痰液有利吸出。

② 每日更换消毒的痰管，每 4h 清洗消毒内套管，并及时重新插入，防止分泌物干结堵塞内、外套管，减少感染机会。

③ 保持头颅、躯干在同一轴上，如果头位不正，气管套管内口可压迫气管壁引起出血、糜烂或穿孔，造成气管食管瘘；特别是同时插了鼻饲管，如头部前屈，胃管、气管套管压迫可造成气管食管瘘，甚至气管套管内口抵住气管壁引起窒息。对切口周围敷料及时更换，保持清洁干燥。

6. 卧位

由于开颅局部脑组织无颅骨保护，因此患者不能向患侧卧位，以免压迫无颅骨保护的脑组织而加重脑水肿，甚至造成脑坏死。应采用平卧与健侧位交替并将枕头稍垫高。但禁忌单纯抬高头部导致前屈位。

7. 营养

术后由于营养失调，应插鼻饲管，给予流质饮食，每 4h 一次，注意饮食卫生，防止肠炎的发生。鼻饲时应检查胃管是否在胃内，以防误注引起吸入性肺炎或窒息。保持大便通畅，并观察胃液及大便颜色，警惕应激性溃疡的发生。

8. 皮肤护理

昏迷、卧床患者不能自动翻身，皮肤抵抗力差，皮肤易受潮湿、渣屑的刺激而引起压疮的发生，因此要做好患者的皮肤护理，睡气垫床，保持床单位平整、清洁、干燥，每 1～2h 翻身 1 次，翻身时动作应轻柔，避免拖、拉、推，并用 50%红花酒精按摩骨突处，促进局部血液循环，防止压疮的发生。

六、出院指导

① 保证充足睡眠，适当进行体能锻炼，避免过度用脑和过度劳累。

② 解除思想上对所谓"后遗症"的紧张和忧虑，保持心情开朗。

③ 加强营养，多食健脑食品（如鱼、栗子、核桃等）。

④ 3 个月内如有头痛加重、肢体无力、意识障碍（嗜睡、昏睡）、恶心、呕吐、大小便失禁等症状，应及时就诊，明确是否为迟发性出血。

第五节 · 脑挫裂伤

一、概述

脑挫裂伤是常见的原发性脑损伤，包括脑挫伤及脑裂伤。脑挫伤指脑组织遭受破坏较轻，软脑膜完整；脑裂伤指软脑膜、血管和脑组织同时有破裂，伴有外伤性蛛网膜下腔出血。由于两者常同时存在，故称为脑挫裂伤。

二、病因

① 暴力击打。
② 交通事故。
③ 摔伤，跌倒。
④ 打击伤，火器伤。

三、临床表现

1. 意识障碍

绝大部分患者伤后立即出现意识障碍，昏迷时间少则几分钟，多则数小时，甚至有患者长期昏迷不醒。

2. 颅内压增高症状

清醒后在成年人中常出现头痛、头昏、恶心、呕吐等症状，儿童则常常出现厌食与呕吐等症状；严重颅内压增高常引起脑移位，导致瞳孔变化，可出现瞳孔短时间缩小又很快散大和瞳孔对光反射迟钝或消失等现象；颅内压增高时也可导致血压升高、脉搏减慢、呼吸深大。

3. 精神症状

患者出现烦躁、抑郁、情感障碍和行为障碍等现象。

4. 癫痫

位于大脑凸面的损伤以及儿童脑损伤时常有不同类型的癫痫发作。

5. 生命体征变化

伤后早期可有血压偏高，脉搏变快，呼吸浅而快。如有发热，体温多为中度升高，持续性高热多因下丘脑或脑干损伤所致。

6. 局部病灶所致异常

严重脑挫裂伤可合并蛛网膜下隙出血，可导致畏光，并有颈项强直；严重时导致偏瘫、偏身感觉障碍以及不同程度的语言功能障碍。

四、治疗原则

1. 非手术治疗

① 保持呼吸道畅通：清除呼吸道异物或分泌物，舌后坠者行气管插管或气管切开。

② 持续吸氧。

③ 防治脑水肿：平卧，头部抬高 15°～30°；甘露醇快速静滴与呋塞米静注交替；也可予甘油果糖、人血白蛋白等治疗。

④ 防治感染。

⑤ 亚低温治疗：可用降温冰毯 32～35℃。

⑥ 肾上腺皮质激素：如地塞米松或氢化可的松。

⑦ 钙通道阻滞药：如尼莫地平静滴。

⑧ 脑功能保护：可采用胞磷胆碱注射液、神经节苷脂、纳洛酮等。

⑨ 抗癫痫治疗：可采用苯妥英钠、丙戊酸钠、苯巴比妥等。

⑩ 严密观察病情变化：由 ICU 进行生命体征监测。

非手术治疗患者在 1～3 天观察期间病情加重，头痛剧烈，呕吐，烦躁加剧，头面部多汗，双侧瞳孔由等大等圆、对光反射灵敏发展为双侧瞳孔缩小、对光反射迟钝；意识由清醒变模糊至嗜睡，对刺激的反应越来越迟钝，其中有单侧瞳孔突然散大或双侧瞳孔突然散大的患者，及时复查 CT，检查是否双侧脑挫裂伤明显并脑水肿，两侧脑室前角受压明显，额角间夹角增大，基底池消失，但中线结构移位不明显，这类患者应及时手术。

2. 手术治疗

需手术治疗的患者入院后立即做好术前准备，即送手术室行开颅手术。手术方式均行冠状开颅，双侧去骨瓣减压，避免因单侧减压引起中线结构移位和镰下疝的发生。手术以清除坏死脑组织及血肿为主。对于挫伤、坏死脑组织应尽量清除而不能姑息，对额叶尚未失活的脑组织应尽可能保留以免术后发生明显的精神症状。

五、护理措施

1. 术前护理

① 卧床休息，床头抬高 15°～20°。

② 伤后 1～5 日内，严密观察意识、瞳孔、体温、血压、心率、呼吸、肢体活动情况。

③ 昏迷者按昏迷患者护理，超过 3 天给予鼻饲。

④ 补液限制在 1500～2000mL。

⑤ 口腔护理、压疮护理。

⑥ 吸氧。

⑦ 脑脊液漏时应取半卧位。随时用无菌棉球擦患者鼻孔和外耳道，禁忌堵塞或冲洗。观察脑脊液的流出量、性状及停止时间。

⑧ 注意口腔内有无活动牙齿，如有应拔去。若有义齿应取下交给家属保管。

2. 术后护理

① 按神经外科护理常规护理。

② 密切观察病情变化，如血压、意识、瞳孔等，观察 72h，注意脑疝的发生，稳定后再酌情根据医嘱观察。

③ 保持呼吸道通畅，准备好吸痰用具，随时准备做好气管切开的配合和护理。

④ 躁动患者应加保护性约束。

六、出院指导

① 饮食以高蛋白、高维生素、低脂肪、易消化的食物（如鱼、瘦肉、鸡蛋、蔬菜、水果等）为宜。

② 注意劳逸结合，保证睡眠，可适当进行户外活动（颅骨缺损者要戴好帽子外出，并由家属陪护，防止发生意外）。

③ 告知患者颅骨缺损的修补一般需在脑外伤术后的半年后进行。

④ 按医嘱服药，不得擅自停药，出院后 1 个月门诊随访。

⑤ 加强功能锻炼，必要时可行一些辅助治疗，如高压氧等。

⑥ 外伤性癫病患者按癫痫护理常规护理。

第六节 · 脑干损伤

一、概述

脑干损伤是指中脑、脑桥和延髓的损伤，是一种严重的致命性脑损伤，按致病原因可分为原发性脑干损伤和继发性脑干损伤两种。

二、病因

原发性脑干损伤通常是由于外力直接作用于头部所致，包括直接作用、间接损伤和火器伤。继发性脑干损伤多发于其他严重的脑损伤之后，因颅内压增高，形成脑疝或脑水肿，从而压迫脑干造成损伤。

三、临床表现

脑干损伤的临床表现中一个显著特点是受伤以后立即出现意识障碍与神经系统体征，且不伴颅内压增高的表现。由于脑干损伤常与其他常见脑损伤合并存在，因此临床症状常表现为意识障碍、瞳孔变化、眼球位置和运动异常、去大脑强直等。

（1）意识障碍　受伤后立即出现意识障碍是脑干损伤的典型症状之一，表现为昏迷或深昏迷，意识障碍的程度随损伤部位和程度而异。昏迷时间长，可持续数日或数月。

（2）锥体束征　锥体束征是脑干损伤的常见体征，与脑干损伤的范围有关。早期表现为软瘫、反射消失，之后出现病理反射和腱反射亢进、肌张力增高。晚期肌张力消失，深、浅反射亦消失，甚至出现双侧锥体束征，常提示病情危急。

（3）瞳孔变化　脑干损伤时瞳孔变化很常见，主要有以下几种。

① 伤后可立即出现双侧瞳孔大小不等，常只有轻微差别。

② 双侧或一侧瞳孔时大时小，或瞳孔形态不规则，呈卵圆形或三角形等，常提示中脑不完全性损伤。

③ 双侧瞳孔缩小，形似针尖，提示脑桥损伤。

④ 眼球位置和运动异常。

⑤ 中脑损伤时可出现眼球分离。

⑥ 双眼向一侧凝视，提示脑桥损伤。

⑦ 中脑四叠体及丘脑底部损害时出现双眼向下方凝视。

⑧ 出现水平性或垂直性眼球震颤时，提示脑干网状结构、前庭核及内侧纵束损伤。

（4）去大脑强直　去大脑强直属脑干损伤严重的表现，典型表现为四肢过度伸直，颈部后仰呈角弓反张；亦可表现为反复单侧或双侧的强直性抽搐发作，呈阵发性或者持续性。

去大脑强直是病情危重、预后不良的征兆之一，持续时间越长则预后越差。如去大脑强直突然转变为四肢肌张力减低或消失，常提示病情危重，而非病情好转。

呼吸、循环功能紊乱后立即出现呼吸障碍，常为延髓损伤所致，表现为呼吸快，继之深、慢，最后出现病理呼吸直至呼吸停止。当脑干损伤累及延髓心血管运动中枢时，则出现脉搏弱、心跳快或慢、心律失常、血压低等表现。

（5）瘫痪　脑干一侧损伤可出现交叉性瘫痪，即出现损伤侧脑神经对侧上、下肢瘫痪。如中脑一侧损伤，可出现对侧上肢、下肢瘫痪和患侧动眼神经麻痹。脑桥一侧损伤，出现对侧上肢、下肢瘫痪和同侧展神经与面神经麻痹。

（6）高热　脑干损伤后会出现高热，可达 40～41℃。主要与脑干内交感神经纤维受损、小血管麻痹、汗腺停止排汗及体内产热增加有关，还可能与脑干损伤不完全、交感神经纤维受到刺激有关。

（7）消化道表现　脑干损伤后 1～2 周可出现消化道出血，多在胃和十二指肠，严重时可穿孔。若出现顽固性呃逆，则提示病情严重、预后不良。

四、治疗原则

早期进行控制性通气及亚低温疗法，尽早给予气管切开，呼吸节律不整者必要时用呼吸机控制通气。患者早期（伤后 6h 内）要立即进行亚低温治疗，疗程 5～7 天。同时防治脑血管痉挛，对合并创伤性蛛网膜下腔出血的患者，在伤后 6～12h 开始静滴钙通道阻滞药尼莫地平，剂量为 10～20mg/d，15 天为一疗程。并尽早行腰穿放出血性脑脊液或持续引流。同时给予脱水、止血、抗感染、防治并发症等综合治疗。病情稳定后尽早行高压氧治疗。

五、护理措施

① 严密观察患者的意识、生命体征的变化，有无复合伤。必要时专人护理。

② 患者宜采取侧卧位，保持气道通畅，可间断给氧。

③ 昏迷且呼吸道分泌物较多者，宜早行气管切开，及时吸痰，减少气道阻力及消灭无效腔。

④ 床头抬高 15°～30°，以利于颈静脉回流，降低颅内压。

⑤ 定时给予翻身，更换体位，按摩受压部位，以改善血液循环。

⑥ 不能进食者可给予鼻饲饮食，以满足机体的营养需要。

⑦ 注意观察患者有无癫痫的发生。

⑧ 失语患者：应与患者进行有效沟通，及时满足患者的生活需要，帮助患者进行语言功能锻炼。

⑨ 视野缺损的患者加强生活护理，外出时应专人陪伴，防止摔伤。

⑩ 注意观察患者头痛的性质及程度，如头痛一度好转后又加重，提示颅内可能有血肿发生，及时报告医生给予对症处理。

⑪ 严重脑挫伤患者常因躁动、四肢强直、高热、抽搐而使病情加重，应查明原因，给予及时有效的对症处理。

⑫ 出现脑膜刺激征的患者，应将其安置在避光的病室，避免外界刺激，使患者情绪稳定。

六、出院指导

① 加强营养，进高热量、高蛋白、丰富维生素、清淡、易消化的软食（鱼、瘦肉、鸡、蛋、牛奶、豆浆、新鲜蔬菜、水果等），宜少量多餐，勿暴饮暴食。禁烟酒及辛辣、生冷等刺激性食物。勿饮浓茶、咖啡、可乐等兴奋大脑的饮料。

② 请勿挖耳、抠鼻，也勿用力屏气排便、咳嗽、擤鼻或打喷嚏，以免鼻窦或乳突气房内的空气被压入或吸入颅内，导致气颅和感染。

③ 注意劳逸结合，保证睡眠，可适当进行户外活动（颅骨缺损者要戴好帽子外出，并由家属陪护，防止发生意外）。

④ 告之患者颅骨缺损的修补一般需在脑外伤术后的半年后。

⑤ 按医嘱服药，不得擅自停药，出院后 1 个月门诊随访。

⑥ 加强功能锻炼，必要时可行一些辅助治疗，如高压氧等。

⑦ 外伤性癫痫患者按癫痫护理常规护理。

第七节 · 外伤性颅内血肿

一、概述

颅脑损伤是外科一种常见的严重损伤，其特点是发病迅猛、发展快，病情突变、易变、多变，病死率非常高。外伤性颅内血肿是颅脑损伤中最为常见的继发性病变，主要是指患者颅脑受外力损伤后，发生颅内出血，血液在患者颅内的某一位置积聚，在达到一定体积之后，引发局限性占位病变，从而导致患者出现相应的体征和病理症状。颅脑损伤患者一旦发生颅内血肿，如果不能及时进行处理，会引发脑缺血、脑水肿等一系列继发性病变，甚至会引发脑疝，危及患者生命。与其他种类外伤相比，颅内血肿的治疗与护理相对困难，且治疗过程中并发症发生风险大，死亡率高。

二、病因

外伤性颅内损伤是临床上常见的一种外科疾病，在脑组织和颅骨或者脑内的血管破裂后，血液就会在脑组织和颅骨之间或者脑内积聚，形成颅内血肿，从而会对脑组织产生压迫。

三、临床表现

颅内血肿会使患者的颅内压增高，从而引发呕吐、头痛、意识障碍等临床表现。

1. 急性硬膜外血肿

临床表现可因出血速度、血肿部位及年龄的差异而有所不同，但仍有一定规律及共性，即昏迷—清醒—再昏迷，患者常表现为意识障碍，生命体征紊乱，同时相继出现患侧瞳孔散大、对侧肢体偏瘫等；颅内压增高患者常有头痛、呕吐加剧、躁动不安和四曲线的典型变化。

2. 急性、亚急性硬膜下血肿

急性者，主要表现为意识障碍加深，生命体征变化突出，同时较早出现小脑幕切迹疝的征象；亚急性者，则往往表现头痛、呕吐加剧、躁动不安及意识进行性恶化，至脑疝形成时即转入昏迷。

3. 慢性硬膜下血肿

主要表现为慢性颅内压增高，神经功能障碍及精神症状，多数患者有头痛、乏力、智力下降、轻偏瘫及眼底水肿，偶有癫痫或卒中样发作。老年人则以痴呆、精神异常和锥体束征阳性为多；小儿常有嗜睡、头颅增大、顶骨膨隆、囟门突出、抽搐、痉挛及视网膜出血等特点。

4. 急性和亚急性脑内血肿

除表现局部脑功能损害症状外，常有头痛、呕吐、眼底水肿等颅内压增高的征象。

5. 基底节血肿

临床表现以外伤后早期出现完全偏瘫而意识障碍相对较轻为特征。

6. 脑室内血肿

临床表现除脑受压、颅内压增高及意识障碍显著之外，尚有中枢性高热，体温可持续 40℃以上，呼吸急促，去大脑强直及瞳孔变化。

四、治疗原则

根据外伤性颅内血肿的出血部位、出血量的多少、Glasgow 昏迷评分、颅内压、CT 中线结构是否移位、是否伴有脑疝等因素，决定是否需要手术治疗及采取何种手术方式。

目前常见的手术措施主要包括：颅内血肿穿刺引流术（锥颅术）、立体定向骨孔血肿抽吸术（改良锥颅术）、小骨窗开颅血肿清除术（颅骨钻孔引流术）、神经内镜血肿清除术（通过神经内镜，主要在传统开颅下完成）、骨瓣开颅血肿清除术（传统开颅术）。

根据手术过程的要点，可将手术名称归为三种：床旁锥颅术、颅骨钻孔引流术、传统开颅术。

五、护理措施

1. 术前护理

① 保持病室安静、温度适宜、光线温和，每日开窗通风 2 次，定时用紫外线消毒，抬高床头 30°，以促进颈静脉回流，降低颅内压，预防脑水肿。伴有意识障碍烦躁不安者，支起床挡，有效约束患者。

② 积极完善术前准备，患者头偏向一侧，及时清理呼吸道内分泌物，保证呼吸道通畅，必要时行气管插管或气管切开，防止窒息。

2. 术中护理

保持手术室相对湿度为 45%～55%，温度为 20～24℃，护士准备手术所需的各种物品，包括手术用具、头架、布类、臂架等。结合患者实际情况，协助医生摆好手术体位，调整好手术床垫，暴露视野，并让患者感到舒适。另外准备好穿刺包和急救用具，以防止意外发生。手术过程中，护士做好生命体征监测工作，重点观察瞳孔变化、血压指标等。

3. 术后护理

(1) 病情观察 严密观察患者意识、瞳孔及生命体征变化，血肿清除术后血压过高、瞳孔散大或头痛加重应警惕颅内再出血，及时通知医生进行处理。

(2) 体位护理 意识清醒患者采取头高足低位，以利于颅内静脉回流，减轻脑淤血，减轻脑水肿；昏迷患者头偏向一侧，防止呕吐误吸。禁止搬动患者，绝对卧床休息。

(3) 皮肤护理 患者卧床，受压部位血液循环障碍，皮肤肌肉缺血缺氧易发生压疮，保持床单位清洁、干燥，每 2h 翻身 1 次，按摩身体受压部位及骨隆突处，给予使用防压疮气垫床，用温水清洗会阴部、肛门及全身，并加强营养，增强机体抵抗力。

(4) 呼吸道护理 呼吸道的通畅与否决定了患者术后大脑供氧能否得到充分满足，因此呼吸道护理非常重要。床旁备有吸引装置，严格无菌操作，及时清理呼吸道内分泌物，动作要轻柔，痰液黏稠者给予雾化后吸痰。每 2h 叩背 1 次，促进痰液排出。昏迷患者行气管插管术，做好管道护理，气管插管患者需要进行持续低流量吸氧。气管切开的患者应每天对病室空气进行消毒，限制无关人员走动，保持空气新鲜，持续对患者进行气道湿化并辅助定时雾化吸入，加强口腔护理，及时清除鼻腔及口腔内分泌物，做好定期痰培养和药敏检查，防止发生肺部感染。

(5) 管道护理 术后患者取平卧位便于充分引流，头部要妥善固定，严防躁动患者将引流管自行拔出；引流袋应低于创腔 30cm，保证引流通畅，防止扭曲、打折、受压、阻塞、成角、脱出；搬动患者前应暂时夹闭引流管，避免逆行感染；翻身时动作轻柔，防止管路脱落；引流不畅可用生理盐水冲洗；注意观察引流液的性质、速度、颜色、量，每天更换引流袋，注意严格无菌操作，若发现引流液呈鲜红色，立即通知医生处理，待头颅 CT 检查结果显示无血肿腔时，可拔除引流管；保持伤口周围皮肤清洁干燥，防止感染的发生。

（6）饮食护理 颅脑损伤所致高热、呕吐等易引起代谢紊乱，加上脱水利尿、激素治疗等，引起患者脱水，正确补充热量以减轻机体损耗，给予静脉补充营养，待消化道恢复后进行鼻饲饮食，逐渐过渡到多种平衡配方。昏迷时间较长应给予鼻饲流质饮食，每次 200mL，每天 4～5 次，定时检查胃液，观察是否出现消化道出血状况，注意胃管护理，以免发生反流、误吸、感染等。若患者有吞咽反射，可从口试喂，好转后给予高糖、高蛋白、高维生素且易消化的食物，进食新鲜蔬菜，加强营养，增强抵抗力，促进康复。

（7）体温护理 保持直肠温度在 32～35℃，低温可以降低脑细胞代谢率，减少耗氧量，缩小脑体积，降低颅内压，保护脑组织。若体温超过 39℃，可以给予物理降温，给予冰帽、冰毯降温，对于躁动患者，必要时给予冬眠药物。

（8）氧疗护理 颅内出血形成血管周围血肿，或血管痉挛使脑组织缺血，脑细胞处于缺氧状态，加重脑细胞继发性损害，影响患者预后。保持呼吸道通畅，保证脑对氧的需求，可辅助高压氧治疗，改善脑缺氧，恢复脑细胞功能。

（9）并发症护理

① 肺部感染：患者呼吸道功能减弱，呼吸道分泌物增多、滞留，易引发肺部感染。及时清理呼吸道分泌物，必要时给予吸痰。

② 消化道出血：患者出现呕血、腹胀、柏油样便等，及时汇报医生进行处理。

③ 泌尿系统感染：每日两次会阴擦洗，保持会阴部位清洁，定期更换尿袋，防止尿液倒流。

（10）心理护理 耐心讲解手术麻醉方法和恢复期的感觉，使患者及家属消除紧张情绪，给予足够的心理安抚与疏导，减轻焦虑感，转移注意力，显著降低术后躁动的发生。患者恢复意识后，发现不能独立生活会有很大的心理负担，要安慰患者，不可排斥患者，增强患者战胜疾病的信心，促进患者功能恢复，早日回归社会生活，提高患者生存质量。

（11）康复护理 颅内出血患者一般都有不同程度的语言功能障碍或肢体功能障碍，术后要进行康复治疗。

① 药物：肌张力较高的患者适当使用抗肌张力高的药物。

② 针灸：可利用中医中针灸疗法辅助治疗。

③ 按摩：每天定时进行截瘫肢体活动和按摩，防止足下垂。

④ 刺激：呼唤姓名唤起其听觉能力，刺激喉头、拍打肢体、听音乐、多和患者说话、多提问，使其智力恢复。

⑤ 术后 3 天即可进行肢体功能锻炼，指导患侧肢体的主动或被动运动，3 次/天，每次 30min，坚持不懈，循序渐进。

六、出院指导

1. 康复护理

对于存在肢体、语言和记忆等功能障碍的患者，在其病情稳定后，可指导其进行康复训练，通过敲打、理疗、拿捏等方式为患者提供按摩服务，以使其肢体功能得以恢复，但是要注意对按摩力度的控制，对于存在记忆、语言功能障碍的患者，可通过播放音乐、阅读报刊或鼓励亲人多与其交谈的方式，刺激其记忆与语言功能的恢复。

2. 功能锻炼

患者出院后继续进行肢体功能锻炼，保持幅度由小到大、时间由短到长、频率由少到多、由被动到主动的规律，循序渐进帮助患者恢复机体功能。

3. 随访

患者出院后定期进行随访，及时了解患者的康复情况，并对患者康复过程中遇到的问题进行解答。

第八节 · 外伤性蛛网膜下腔出血

一、概述

蛛网膜下腔出血是指脑部血管破裂所致血液流入蛛网膜下腔引起的临床综合征，是急诊科常见的脑血管疾病。外伤性蛛网膜下腔出血，顾名思义是外伤所致脑血管破裂出血。外伤性蛛网膜下腔出血是皮质静脉和软脑膜在脑挫伤时破裂，血液流入蛛网膜下腔，或由于额面部受外力作用使头部突然后仰致脑底动脉破裂出血。打击下颌、颈部、项部及挥鞭样损伤时，特别是头部发生扭转者，可在椎动脉入颅处发生破裂，流出的血液进入颈髓和脑底蛛网膜下。

二、病因

外伤性蛛网膜下腔出血是神经外科的常见病，在颅脑外伤患者中，其发生率为12%～53%，也是颅脑损伤患者死亡和病残的主要因素之一。脑血管痉挛是外伤性蛛网膜下腔出血的严重并发症。外伤性蛛网膜下腔出血是一种外界暴力导致的脑底部、脑及脊髓表面血管破裂后血液进入蛛网膜下腔的急性出血性脑血管病，多合并脑挫裂伤、颅内血肿等。该病会对脑脊液的正常循环过程造成破坏，导致患者颅内压过高，出血栓塞脑室系统，破坏患者的深部脑组织。而积血也会引发继发性的脑血管痉挛等并发症的出现，提高了患者的伤残率和死亡率。

三、临床表现

外伤性蛛网膜下腔出血是一种常见的颅脑外伤类型，大多无需开颅手术治疗，临床表现为剧烈头痛、反复头晕、颈部疼痛、呕吐、烦躁等，严重者可引起脑积水、硬脑膜下积液等并发症，甚至出现意识障碍、脑膜刺激征，严重威胁患者的生命健康。

四、治疗原则

临床上对于蛛网膜下腔出血的治疗，大多是通过引流脑脊液以达到降低颅内压、改善病情的作用，应积极控制出血和降低颅内压，防治动脉痉挛、严重并发症和再出血，密切监测生命体征和神经系统体征的变化，保持气道通畅，维持稳定的呼吸、循环系统功能。

1. 药物治疗

药物是处理外伤所造成的蛛网膜下腔出血的主要治疗方式。根据患者的实际表现可以合理使用镇痛药、镇静药等药物对蛛网膜下腔出血进行治疗，及时控制相关表现。由于患者脑部的血管因为破裂而发生出血现象，因此需要应用止血药物进行控制，防止蛛网膜下腔出血进一步发展，以免患者承受更多的损害。由于蛛网膜下腔出血的发生会导致颅内压升高，因此需要使用呋塞米以及甘露醇等脱水药进行治疗，达到有效缓解、消除脑水肿的效果。

2. 手术治疗

临床采用腰穿置管腰大池持续外引流术：要求患者侧卧于床上，背部向外，头部向前，胸部屈曲，双手抱紧并贴于腹部，使躯干呈弓状。穿刺成功后用无菌敷料包扎伤口，妥善固定引流管，外接一次性引流装置，并保持引流通畅。

五、护理措施

1. 术前护理

患者及家属对此项治疗了解甚少，常会有恐惧以及畏惧心理，术前应做好患者及家属的宣教，配合医生向患者以及家属讲明该操作的目的、重要性、方法及注意事项，消除患者的心理障碍，以便积极配合治疗和护理工作。

2. 术中护理

密切观察患者意识状态以及生命体征，详细记录体温、脉搏、呼吸、血压、神志以及双侧瞳孔变化，若患者突然出现意识障碍、呼吸不规则或者双侧瞳孔不等大等情况，则提示可能发生脑疝，应立即报告医生，终止操作并配合医生采取相应的抢救措施。

3. 术后护理

（1）基础护理

① 皮肤护理：协助患者翻身并给予局部按摩，及时更换衣物，保持床铺干燥、平整、无碎屑。

② 生活护理：嘱患者卧床休息，切忌随意更换体位，鼓励并指导患者进行深呼吸和有效咳嗽等训练，做好口腔护理，防止口腔溃疡及口臭。

③ 环境管理：嘱咐患者严格卧床休息，保持环境安静，消除噪声，避免强光刺激。护士日常走动要保持安静，护理动作轻柔，以提高患者舒适度。

④ 生命体征观察：密切注意意识、瞳孔、生命体征及其他神经系统体征等变化，如有异常发现，立即报告主治医生。意识不清患者及时清除鼻腔内分泌物，充足给氧，严防误吸，为保持呼吸道通畅需使头侧偏并适当抬高，必要时行气管切开。

（2）疼痛护理　认真倾听患者主诉，有无头痛、恶心呕吐、烦躁不安以及颈部疼痛等情况，观察患者本身头痛程度有无减轻等。有头痛症状者，应详细询问其疼痛的性质，高颅压性头痛一般为额顶部持续性胀痛，低颅压性头痛一般为颞部搏动性疼痛，应注意区别。

（3）引流管的护理

① 妥善固定，并注意引流管口高度（高于腰椎管水平 3～4cm）和引流管高度（低于腰椎管水平），严格控制引流速度，避免引流过量过快。调整引流管高度，一般为高于平卧位时外耳道平面 10～15cm，当患者头部高度发生变化时，应及时调整引流管高度，引流量一般每小时 12mL 左右，每日控制在 200～300mL。应根据病情控制流速以及 24h 引流量，引流过快、过多有可能引起气颅、颅内出血甚至脑疝的风险，若患者出现明显头痛、烦躁等症状时，应抬高引流袋或者暂时关闭引流管阀门，及时通知医生处理。

② 翻身、搬动患者时应注意引流管有无扭曲、受压、脱落，保持引流通畅。

③ 积极找出引流不畅的原因，如管道堵塞或引流液较浓的患者，可用少量生理盐水冲洗，必要时更换引流管或重新置管。

④ 仔细观察引流液的性质、颜色、量以及引流是否通畅。一般引流液呈淡红色或淡黄色，较为清亮，没有明显沉淀物或者絮状物，若随着引流时间的延长引流液逐渐变为浑浊，则提示可能并发颅内感染，应立即通知医生。

⑤ 腰大池引流管一般留置时间为 3～5 天，最长不超过 7 天，应严格掌握拔管时机，拔管指征为引流液变为清亮透明，或者复查头部 CT 提示蛛网膜下腔出血高密度影消失，脑脊液常规示红细胞 $<100\times10^5$/L，脑脊液生化示蛋白 <0.8g/L，拔管时严格无菌操作，因穿刺点窦道形成，拔罐后往往出现脑脊液漏，因此均应使用丝线缝合穿刺点并

加压包扎。

（4）预防感染

① 减少病房内人员流动，限制探视，每日对病室通风、消毒 2 次，保持空气清新。

② 保持穿刺部位敷料干燥、清洁，定时更换敷料，仔细观察穿刺处引流管固定是否稳妥，引流管是否打折，皮肤有无渗液以及红肿。若引流管发生堵塞，可给予少量生理盐水冲洗。搬动患者时，应暂时夹闭引流管，并注意引流袋的悬挂高度（低于脑脊液平面 9～11cm），防止引流液逆流，进行各项操作时严格遵守无菌原则，定期进行脑脊液检查和细菌培养，以便及时发现颅内感染。

（5）并发症护理　持续腰大池引流术本身为有创操作，存在伤口感染、颅内感染、诱发气颅、引流管堵塞、穿刺点脑脊液漏、颅内血肿甚至脑疝等并发症。为了降低并发症的发生率，护士必须熟练掌握腰大池引流术的各项护理要点，细心观察患者神志、生命体征以及临床症状的变化，认真听取患者主诉，及时将患者的异常情况反馈给医生。

（6）饮食护理　患者卧床期间，护理人员需协助患者饮食及排泄，意识不清患者给予鼻饲，告知家属不得经口进食，防止呛咳、窒息等，鼻饲前观察胃管有无打折或堵塞现象，确保通畅，鼻饲过程中，护理人员需要陪同，防止食物反流，饮食应以清淡、高蛋白、高热量、富含膳食纤维的易消化食物为佳，食物温度适中即可，同时坚持少食多餐原则。叮嘱患者日常多食用水果、蜂蜜水等以促进排便，多饮水保持大便通畅，严禁用力排便，以免再出血。

（7）安全护理　护士应加强巡视病房，对烦躁不安或有精神症状的患者使用床栏，以防发生跌倒、坠床、脱管等，可遵医嘱使用约束带或给予镇静药。

（8）癫痫发作时的护理

① 防止受伤：有发作先兆时，应立即平卧。发作时陪伴者应迅速将患者抱住然后缓慢就地平放，避免摔伤；取下眼镜和义齿，将柔软物垫在患者头下，移去患者身边的危险物品；将牙垫或厚纱布垫在上、下磨牙之间，以防咬伤，但不可强行塞入；抽搐发作时，不可用力按压肢体，以免造成骨折、肌肉撕裂、关节脱位；使用保护性床栏，必要时使用约束带。

② 保持呼吸道通畅，防止窒息：患者取头低侧卧位或平卧位，使呼吸道分泌物由口角流出；发作时松开领带、衣扣和裤带，取下活动义齿，放入压舌板，必要时可用舌钳拖出舌，防止舌后坠阻塞呼吸道；床边备好吸引器、气管切开包，及时清除口、鼻分泌物，注意不可强行喂食。

六、出院指导

① 教会家属对患者进行功能锻炼，避免长期卧床致关节僵硬、萎缩。讲解相关知识，增强家属及患者战胜疾病的信心。

② 指导患者及家属注意气候变化，适当添加衣物，注意保暖。

③ 用药指导：遵医嘱合理用药，不能自行停药，了解相关并发症，如有不适，及时就诊。

④ 饮食指导：以清淡、营养丰富、易消化的高蛋白、高维生素饮食为宜。保持大便通畅，经常给患者按摩腹部，如有便秘可遵医嘱使用缓泻药。

第九节 · 开放性脑脊液漏

一、概述

脑脊液腔与颅外相通，有脑脊液漏出者称为脑脊液漏。脑脊液不断流失引发头痛，多采用非手术治疗，超过 1 个月仍有漏液者可采用手术治疗。其主要表现为颅外伤后耳鼻流出清液的现象。脑脊液漏根据病因可分为外伤性、事故性或医源性和自发性，其中以外伤性为主，自发性较为罕见。

二、病因

脑脊液漏是因为颅骨骨折的同时撕破了硬脑膜和蛛网膜，以致脑脊液由骨折缝裂口经鼻腔、外耳道或开放伤口流出，使颅腔与外界交通，形成瘘孔，空气亦能由此瘘孔逆行逸入颅内造成气颅。

筛骨板和额窦后壁骨板甚薄，并与硬脑膜紧密相连，外伤时若骨板与硬脑膜同时破裂，则发生脑脊液鼻漏。颅中窝底骨折可损伤较大蝶窦的上壁而致脑脊液鼻漏。脑脊液耳漏常为颅中窝骨折累及鼓室所致，因岩骨位于颅中窝与颅后窝交界处，无论岩骨的中窝部分还是后窝部分骨折，只要伤及中耳腔，皆可有血性脑脊液进入鼓室。中耳乳突天盖或咽鼓管骨部骨折造成的脑脊液漏可经咽鼓管流到鼻腔，成为脑脊液耳鼻漏。医源性脑脊液鼻漏系手术所致，如中鼻甲切除术或筛窦切除术使筛骨筛板损伤，经蝶窦垂体瘤切除术等。非外伤性脑脊液鼻漏较少见，常因肿瘤或脑积水等原因所引起。自发性脑脊液鼻漏最为罕见。耳漏和鼻漏主要提示可能发生颅底骨折，并且由于感染可能从耳或鼻传染到脑膜，有并发脑膜炎的危险。

脑脊液伤口漏即皮漏，几乎均为开放性颅脑损伤初期处理不当所致，多见于火器性脑穿透伤，因为硬脑膜修复欠妥或因创口感染愈合不良而引起。若脑脊液漏直接来自脑室穿通伤时，常有大量脑脊液流失，不仅全身情况低下，而且往往导致严重脑膜炎及脑炎，尤其是儿童患者，要及时进行清创、修复。脑脊液经由鼻腔、耳道或开放创口流出，是颅脑损伤的严重合并症。

三、临床表现

血性液体自鼻腔、耳道流出，痕迹的中心呈红色而周边清澈，或鼻孔流出的无色液体干燥后成不结痂状，在低头用力、压迫颈静脉等情况下流量增加。脑脊液不断流失而引发头痛，或漏液虽少但晨起时发现枕边潮湿。一般发病多在颅脑外伤、手术或鼻旁窦手术后，少数患者仅有轻微颅脑外伤史或喷嚏后发生鼻漏。

四、治疗原则

1. 非手术治疗

本病多采用非手术治疗，脑脊液鼻漏患者应绝对卧床，以避免加重脑脊液鼻漏。一般采用头高 20°～30°，卧向患侧，脑组织可沉落于漏口，促使自然愈合。还应保持鼻腔局部清洁及脑脊液流出畅通，即时擦洗漏出液，避免局部堵塞导致脑脊液逆流及局部细菌生长。同时应避免咳嗽、擤鼻、打喷嚏及用力屏气，以免加剧脑脊液流失。限制饮水量和食盐摄入量，预防便秘。可用抗生素预防逆行性颅内感染。叮嘱患者多休息。

2. 手术治疗

(1) 超过 1 个月仍有漏液者可采用手术治疗。自发性鼻漏自行停止者较少，一般主张早期手术。

手术适应证：①有气脑（颅腔积气）、脑组织脱出、脑内异物；②由于肿瘤引起的脑脊液漏；③合并反复发作的化脓性脑膜炎。

(2) 手术方法　通过手术治疗脑脊液漏一般有以下三种方案。

① 脑脊液鼻漏修补术：术前必须认真做好漏孔的定位，确定漏口位置之后可行患侧或双侧额部骨瓣开颅手术，具体分硬膜外入路和硬膜下入路两种。

② 脑脊液耳漏修补术：术前必须查明耳漏的具体部位，进行内镜下鼻内入路脑脊液鼻漏修补手术，术后绝对卧床休息。

③ 脑脊液伤口漏（皮漏）：首先应认真进行非手术治疗，大力控制感染。

五、护理措施

1. 颅骨骨折脑脊液漏护理

(1) 生命体征及颅内压观察　密切观察意识、瞳孔、生命体征变化，观察患者肌力情况，有无肌力下降；观察患者大小便情况，有无大小便失禁；观察患者进食情况，有无禁食、呛咳等。颅底骨折伴脑脊液外漏时还可能发生低颅压，要密切观察患者有无头痛、恶心、呕吐、耳鸣等症状。患者发生低颅压时，床头抬高使头痛加剧，患者平卧则头痛缓解;发生颅内压增高时,床头抬高 15°～30°可使头痛缓解。所以通过体位的观察,有助于区分颅内压的变化。

(2)体位护理 有脑脊液外漏时,要维持特定的体位,其目的是借重力作用使脑组织移向颅底硬膜破损处,有利于使局部粘连而封闭漏口。患者要绝对卧床休息,颅前窝骨折且神志清醒者给予半卧位,昏迷者抬高床头 30°,患侧卧位;颅中窝、颅后窝骨折者卧于患侧。个别患者感觉疲劳时,可能不愿采取头高位,应耐心做好思想工作,待患者脑脊液漏停止后 3～5 天,可采取自动卧位。对于双耳漏患者,以偏向耳漏多侧卧位为主。大部分患者在 2 周内基本痊愈,但仍有少数患者无法痊愈,脑脊液漏持续 2 周以上,逆行感染引起脑膜炎的机会逐渐增加。腰池持续引流是创伤性脑脊液漏的首选治疗方法。

(3)注意无菌操作,保持局部清洁 ①出现脑脊液鼻漏时应及时仔细清洗鼻前庭血迹及漏出液,耳漏时及时清理外耳道的血迹、结痂及污垢。②严禁从鼻腔吸痰或放置胃管,禁止耳鼻滴药、冲洗和堵塞。对于有意识障碍且鼻漏的患者一般可采用经口留置胃管。③禁止患者抠鼻、挖耳。④每日病房通风 2 次,定期使用紫外线对病房内实施消毒处理。

(4)注意有无颅内感染迹象 注意患者有无发热、头痛、呕吐、颈强直等脑膜刺激征。当脑脊液外漏时,即为开放性损伤。应使用破伤风疫苗和抗菌药。合理应用抗生素,通常脑脊液漏 2 周自行停止,因此抗生素治疗至少使用 2 周。

(5)避免颅内压增高 ①清醒患者不应用力咳嗽,不应用力擤鼻涕或打喷嚏。②保持肠道运动通畅,不要用力排便。便秘者利用开塞露低压灌肠,以免用力排便增加颅内压力,同时采取腹部顺时针按摩、心理辅导等综合干预措施,预防便秘。③及时有效降颅压,准确应用脱水药,减轻脑组织对修补漏口的压力。④对于躁动不安的患者,遵医嘱给予适当约束或镇静药。

(6)低颅压患者的护理 对于低颅压患者,除做好护理外,遵医嘱补充大量水分以缓解症状,增加血容量,并补充电解质,改善细胞内环境,促进脑脊液生成,纠正低颅压。立即取头低足高位,增加静脉补充液体量。

(7)饮食护理 颅底骨折的患者应摄入热量高、蛋白质高、维生素丰富、易消化的软质食物。不可食用需要咀嚼的刺激性和较硬的食物,禁食辛辣、寒冷和其他刺激性食物。应做到少食多餐。不要喝浓茶、咖啡、可乐和其他令人兴奋的饮料。

(8)心理护理和健康教育 出现脑脊液漏患者大都比较害怕,同时,轻度疾病患者对疾病缺乏足够的重视,常表现出不赞同,在住院期间,因为需要长期卧床,日常活动有限,患者往往出现焦虑、易怒等,护士要做好患者的健康教育和心理护理工作,了解患者的恢复过程和预后,使患者保持良好心态,积极配合治疗。

(9)病情护理 采用实施观察检测的方法对脑脊液漏患者实施病情变化观察,包括脑脊液、颅内感染、肺部感染、颅内压、心理等内容,从而及时调整护理方案,保障护理的高效性。

2. 脊柱手术后并发脑脊液漏护理

（1）体位护理　垫高床尾 15～20cm，指导患者取头低足高位，定时交替变换俯卧位和侧卧位，切口压迫沙袋止血，加快硬膜修复速度。对脑脊液漏充分止漏后，叮嘱和协助患者继续维持治疗体位 >48h，若患者脑脊液漏未完全愈合，严格禁止患者下床或变为坐立位。患者卧床治疗期间，护士要定期协助患者翻身，并做好皮肤护理。

（2）伤口和引流管护理　责任护士要定期检查切口敷料，保证敷料清洁、干燥，及时更换污染或潮湿敷料，观察切口处是否有红肿和感染。患者引流时，责任护士每日观察和记录引流量及引流液性质，检查引流管是否通畅和引流袋是否安放合适，使得引流袋位置低于切口平面以预防引流液倒流，同时也应避免引流袋过低而引起大量脑脊液快速流出。

（3）基础护理　护理人员每日打扫病房卫生，通风换气，保证病房温度和湿度适中，每日紫外线消毒 2 次，每次 60min，及时更换患者床单位及病号服，严格控制病房内外人员流动，每日监测患者体温变化，制定科学的饮食方案，少食多餐，避免大豆、牛奶等产气食物，对于便秘患者遵医嘱使用缓泻药，指导留置导尿管患者多饮水以预防尿路感染。

（4）心理护理　向患者讲解脑脊液具有自生性，消除患者对于后遗症的担忧，护理人员应经常与患者交流，了解其心理改变，并用温柔、细致的语言讲解治疗成功的经验，稳定患者情绪，提升患者配合治疗和护理的依从性。

3. 经鼻蝶入路肿瘤切除术后脑脊液漏护理

（1）术后脑脊液漏情况观察　手术完成后患者的鼻腔以及咽后壁持续性流出淡血性液体，鼻部敷料的渗液量较多且以淡血性液体为主时需要引起医护人员的注意。一般情况下，脑脊液鼻漏发生在手术 2 天后，移除鼻腔内部的碘仿纱条，移出后，需对患者鼻腔以及咽后壁是否存在持续性流出水样液体的情况进行观察和询问，一旦出现或发生疑似症状，则需要立即汇报主治医生，及时保存样本并送检进行分析。

（2）体位护理　患者在进行手术过程中若其鞍膈以及蛛网膜出现或疑似出现损伤或撕裂，则需在手术后严格采取侧卧位或平卧位，并保持约 10 天的绝对卧床，以降低由于早期的下床活动过程中伤口尚未完全愈合而导致的脑脊液漏的发生。为了降低卧床并发症的发生率，可指导患者进行适当的床上活动，包括屈膝、抬臀以及踝部运动等，以预防由于久睡患者腰部肌肉酸痛，也可以较好地改善下肢静脉的回流情况，同时可以有效预防下肢深静脉可能出现的血栓等情况。

（3）脑脊液漏护理　若患者发生脑脊液漏，则需要进行非手术治疗。遵医嘱立即使用相关的抗生素治疗，并保证患者休息时处于绝对卧床状态，且要将床头适当抬高

15°~30°，重力作用下，脑组织会对漏孔处形成压闭，避免其进一步渗漏，因此有利于进行粘连修复。在此过程中，需时刻注意患者鼻腔内的清洁状况并适当进行引流以保证通畅，严禁对鼻腔进行填塞，预防和避免由于脑脊液的逆流致使患者出现颅内感染。若患者需要通过腰穿置管进行持续性引流，在涉及体位改变和外出检查以及转运的过程中，需要有效固定引流管并进行夹闭，以防止由于逆流而出现感染。在此期间患者应当预防感冒，并保持大便通畅，避免由于以上情况而出现用力过猛，使得颅内压增高，进而导致脑脊液漏病情加重。一般情况下，脑脊液漏患者在 14~21 天后即可自愈，对于经过 14~21 天非手术治疗后病情仍延续的患者，则需要尽快安排修补手术。

六、出院指导

① 患者住院后的 30 天内尽量卧床休息，严防受凉感冒，注意保暖。日常生活中不要挖耳朵或挖鼻孔，也不要屏住呼吸、用力排便、咳嗽或打喷嚏，避免挤压鼻窦，以免颅内感染。

② 多食芹菜、豆制品、芝麻、香蕉和其他粗纤维食物，保持大便通畅，养成良好的排便习惯。

③ 确保充足的睡眠时间，劳逸结合，可以做步行、慢跑和其他有氧运动，以无头痛、头晕为宜，注意保护头部，避免外力碰撞，如有头痛、头晕、呕吐等不适症状及时就医。

④ 出院后 1 个月后进行复查，遵医嘱按时服药。

第十节 · 外伤性癫痫

一、概述

外伤性癫痫是指继发于颅脑损伤后的癫痫发作，各种暴力作用于头部后造成脑实质或脑血管损伤，最终在局部形成脑萎缩、瘢痕等癫痫病灶，并引起各种形式的癫痫发作。外伤性癫痫是脑外伤后引起的以运动、感觉、意识及精神障碍为主的临床综合征，脑外伤所致的癫痫是颅脑损伤后严重的并发症之一，发病率为 1%~10%，男性多于女性，外伤性癫痫早期发作时间在伤后 1~2 周，晚期在伤后 6 个月至 3 年。外伤性癫痫在外伤引起的损伤的基础上进一步加重了脑组织的病理损伤及神经生化改变，导致病情恶化，增大死亡风险，使处理更加复杂。

二、病因

常见原因为脑外伤，各种暴力作用于头部。

三、临床表现

外伤性癫痫由于脑部挫裂伤程度不同，可以表现为不典型症状。癫痫发作时的典型表现为突然摔倒、四肢抽搐、口吐白沫，机体耗氧量增加，呼吸肌痉挛，呼吸道分泌物增多，临床表现具有发作性、短暂性、重复性和刻板性的特点，严重影响患者的生活质量。先兆症状是在大发作前数秒内患者出现幻觉、错觉、自动症或局部肌肉阵挛抽搐等症状，而且在大发作后，常能回忆起先兆前所出现的症状，如耳鸣、感觉麻木、黑矇、眩晕等。早期癫痫的发作常见运动性和肌阵挛性抽搐，又称 Jackson 发作。癫痫大发作时，呼吸肌痉挛，血氧含量下降，脑细胞缺氧加重，脑组织水肿引起颅压增高。癫痫反复抽搐发作导致患者呼吸道分泌物增多，肺泡氧气交换受到影响，分泌物积聚引起肺部炎症。

四、治疗原则

1. 药物治疗

外伤性癫痫患者经抗癫痫药物治疗后，大多数患者的发作次数可逐渐减少，可正常生活和工作，只需长期服药而不需手术治疗。

2. 手术治疗

适应证：火器性颅脑损伤并发外伤性癫痫，由于颅脑损伤多比较局限，脑组织牵拉及瘢痕严重，若经药物治疗 2～3 年仍发作频繁者可采用手术；对因癫痫发作引起精神症状或智力减退，影响生活或工作者，也可考虑手术治疗；对闭合性颅脑损伤并发的外伤性癫痫，一般脑损伤的范围较广泛，可采用多软膜下横纤维切断术治疗；药物治疗失败，影响患者的正常生活；临床和脑电图检查表明发作为局限性；切除癫痫灶不增加主要功能障碍；长期癫痫发作，证明为症状性，是大脑某区损伤所致；癫痫发作无自然缓解的可能；患儿年龄超过 10 岁并能合作。

手术是治疗癫痫的重要方法，常用手术方式有切除性手术、离断性手术、姑息性手术、立体定向放射治疗术、立体定向射频毁损术及神经调控手术。外伤性癫痫手术需在皮质电极指导下进行，应将脑膜脑瘢痕连同致痫区一并切除，靠近功能区的痫性病灶行多软膜下横切，对缺损的硬膜进行修补，多数患者可获得根治或减轻。

五、护理措施

1. 先兆癫痫护理

（1）病情观察　先兆表现通常为头痛、头晕及四肢麻木等自觉症状，严密观察癫痫先兆表现是早期发现癫痫的关键。颅脑外伤患者伴有意识障碍不能提供主诉，因此需要护理人员全面观察病情。观察患者有无诱发癫痫的因素，如发热、便秘、腹胀、疼痛、电解质紊乱、缺氧、颅内出血等。癫痫早期患者表现为局部发作，可观察患者口角及局部肌肉有无抽搐，生命体征和意识状态有无变化。颅内压监测仪可观察颅内压波动情况。一旦出现这些症状及时报告医生，遵医嘱使用药物控制症状。避免异常电活动扩散而引起全身性癫痫发作。

（2）保持环境安静、温湿度适宜、光线柔和，避免冷、热、声、光等外界刺激，保证充足休息。合理给氧，控制液体输入速度，保持大便通畅，维持出入量平衡，纠正电解质紊乱。发热患者给予物理降温。

（3）加强基础护理　保持平卧，抬高床头 15°～30°以减轻脑水肿，避免引起颅内压升高的因素。头偏向一侧，保持呼吸道通畅，有义齿者取出。床旁备有开口器、牙垫、舌钳、气管插管用物及呼吸机等抢救用物。使用床挡防止跌倒、坠床，必要时约束四肢。患者四周放置软枕，移除尖锐物品。头部引流管妥善固定，减少搬动患者次数，保持引流通畅及伤口敷料清洁干燥。

（4）护理操作及检查　换药应集中进行，操作动作轻柔，减少不必要的操作，同时保持静脉通路通畅，备好抗癫痫药物并遵医嘱随时使用。冷、热、疼痛、腹胀、饥饿都会导致患者躁动，需及时查找原因，排除外界刺激因素后可遵医嘱适当使用镇静药，遵医嘱按时按量给予抗癫痫药物，维持患者内环境稳定，减少诱发癫痫的因素。

2. 癫痫发作时护理

（1）病情观察　癫痫发作时应密切观察患者意识、瞳孔大小、生命体征、面部肌肉痉挛及肢体活动情况。若患者出现呕吐，注意观察呕吐物的性质及全身情况。观察患者癫痫发作持续时间、间歇时间、发作部位、眼球偏向、有无大小便失禁等。观察头部引流管内引流液颜色及量，警惕颅内压增高及颅内再次出血。使用心电监护仪对患者的各项生命体征、血氧饱和度和颅内压变化情况进行监测，一旦出现异常及时告知医生并协助进行相应处理，以减少并发症的发生，达到有效控制癫痫发作的目的。

（2）保护性护理　在患者癫痫发作时，立即取平卧位，头偏向一侧，应将牙垫、开口器或包裹纱布的压舌板放置在患者上、下臼齿之间，以防止唇舌咬伤。由专人看护，移去患者身旁的尖锐物品，防止受伤。给患者床加设床挡、安全腰带等安全防护装置，以防止坠床、撞伤、跌伤、刺伤等危险事件的发生，抽搐时不要强行按压患者肢体，以免造成肌肉拉伤、骨折、脱臼。

（3）保护呼吸道通畅　在癫痫发作时患者常会牙关紧闭、口吐白沫，要使患者保持去枕平卧状态，将其头偏向一侧，松解衣领、裤带，以防止呼吸受限，将口腔、鼻腔内的分泌物、呕吐物及时清除，以防误吸，将吸氧流量增加至 4~6L/min，舌后坠者可用拉舌钳将舌拉出，并使用口咽通气道保持呼吸通畅，抽搐时切忌向患者口中喂药灌水，必要时行气管插管或气管切开。若发现患者自主呼吸停止，应立即给予气管插管连接呼吸机辅助呼吸。

（4）抗癫痫药物的使用及观察　临床上常用的抗癫痫药物有地西泮、丙戊酸钠、苯巴比妥钠、冬眠药等。颅脑外伤早期癫痫发生率较高，术后应持续使用抗癫痫药物，患者使用药物时应谨遵医嘱。早期癫痫预防选择丙戊酸钠微量泵持续静脉泵入，抽搐时首选地西泮 2~4mg/min 缓慢静注直至发作停止，因地西泮具有抑制呼吸及心跳的作用，故使用时应对患者的呼吸、心跳、血压情况进行严密观察，一旦发现血压下降、呼吸表浅、心率下降等不良反应，应立即停止使用，并积极配合医生对患者进行抢救。

（5）并发症的观察及护理　癫痫发作时可能会出现缺氧、发热、脑水肿及水、电解质、酸碱平衡紊乱等并发症，应进行鼻导管吸氧 2~4L/min，并保持呼吸道通畅，以使得动脉血氧含量提高，使用 20%的甘露醇快速静脉滴注，以达到减轻脑水肿、降低颅内压的效果。患者发热时可使用温水或酒精擦浴、戴冰帽或冰敷大动脉等方式进行物理降温，以减少脑细胞耗氧量，帮助脑功能恢复，达到减少癫痫发作的目的。迅速建立静脉通路，维持患者水、电解质平衡。颅内出血时及时告知医生以积极手术治疗。误吸患者应加强呼吸道管理，控制肺部感染。

（6）做好护理记录　要准确记录癫痫发作类型、性质、部位及发作持续时间、间歇时间、发作过程，正确记录用药时间、药物名称、剂量及用法，为临床治疗提供依据。

3. 癫痫发作停止后的护理

（1）密切观察病情，检查意识、瞳孔及生命体征情况，判断有无脑缺氧、出血及颅内压增高症状，发现异常立即报告医生及时处理。

（2）加强基础护理　做好口腔清洁卫生，每日 2 次，预防口垢、口臭；保持床单位的清洁、干燥，做好皮肤护理，为患者定时翻身拍背，防止压力性损伤及肺部感染的发生。

（3）癫痫发作后注意观察患者是否受伤，尤其注意舌咬伤、肌肉拉伤、关节脱位、骨折等。一旦发现异常，及时告知医生进行处理。

（4）癫痫发作后应遵医嘱按时按量服用抗癫痫药物，切不可随意停药、减少药量、更改药物；要为患者提供充足的营养，无法经口进食者应以鼻饲方式获取食物；保持病房内的安静、整洁，防止外界刺激，预防癫痫发作。

（5）做好心理护理与健康指导

① 心理护理：癫痫患者因病情急骤常出现紧张、恐惧等不良心理状态，思想负担沉重，为此，护理人员要积极地与患者进行交流，根据患者出现的顾虑进行心理疏导，

使其能够正确认识疾病，树立战胜疾病的信心。

②健康指导：针对患者基本情况制定个性化的健康教育处方，具体讲解时可借助多媒体、视频及现场示范等方式为患者及家属进行集中指导与培训，内容包括外伤性癫痫病因、治疗方法、并发症的预防等，通过科学的健康教育帮助患者及家属掌握疾病相关知识，并在住院期间对患者家属进行抽查，力求家属掌握癫痫的护理技能。

六、出院指导

①协助患者及家属制定出院后的护理计划，协助患者改变不良嗜好，指导患者合理饮食，戒烟、戒酒、禁食辛辣刺激性食物，养成良好生活习惯，督促患者按时、按量服药。

②给予针对性护理干预，提高其治疗依从性，规避癫痫发作引发意外的风险，如适度锻炼、不驾车、不攀高或游泳等，以免病情发作而出现意外，定期复查血药浓度及肝肾功能，至癫痫完全控制后缓慢减药。

③对患者及家属进行疾病相关知识的宣讲，讲解外伤性癫痫的发作诱因、发作前先兆表现及预见性的护理措施、发作时的紧急处理方法。

④建立随访信息登记电子档案，也可运用网络平台建立病友交流群，患者出院后2周、1个月进行随访，出院3个月内门诊复诊1次，以后医生根据患者的病情酌情调整复诊时间。

第十一节 · 婴幼儿脑损伤

一、概述

婴幼儿脑损伤是指各种理化因素导致的婴幼儿脑部伤害，如胎儿、婴幼儿时期脑部缺氧、窒息、产伤等。多数患儿脑损伤后极易并发多种功能障碍，如语言功能障碍、运动障碍等。

二、病因

婴幼儿时期由于各种围生期高危因素、感染、创伤、意外、窒息、中毒等所致的中枢神经损伤。

三、临床表现

临床表现为中枢性运动障碍、认知障碍、语言障碍、癫痫发作、视听障碍、社会交往和心理行为障碍等。

四、治疗原则

1. 急性期脑保护治疗

（1）基础治疗　基础治疗非常重要，包括维持内环境稳定、对症治疗、病因治疗、防治并发症、支持、护理以及监护等措施。

（2）亚低温治疗　亚低温治疗新生儿缺氧缺血性脑病可明显降低 18 个月内患儿的病死率和严重神经系统伤残发生率。

（3）神经保护药物治疗

① 神经营养因子治疗：鼠神经生长因子可显著改善神经系统疾病患者的神经功能，安全有效，建议在脑损伤早期应用。B 族维生素可辅助神经生长因子修复治疗。

② 免疫调节治疗：免疫调节治疗可干预急性期细胞因子的产生和细胞免疫功能，抑制细胞因子对脑组织的损害，从而保护脑功能。

③ 高压氧治疗：高压氧可用于治疗新生儿缺氧缺血性脑病、颅脑损伤、一氧化碳中毒性脑病等脑损伤。

2. 急性期康复治疗

（1）昏迷或植物状态治疗　包括多感官刺激、低频电刺激、高压氧治疗、药物治疗。

（2）早期运动康复训练　生命体征稳定后积极进行运动功能训练，早期进行肢体被动活动和全身肌肉按摩，以及翻身、坐立和站立训练等有助于神经功能修复。

3. 早期干预治疗

（1）丰富环境多感官刺激　丰富适宜的多感官和环境变化刺激。

（2）智能发育干预训练　以游戏形式进行认知理解、语言表达、情感和交往训练。

（3）运动发育干预训练　根据婴幼儿运动发育规律，进行抚触、俯卧抬头、拉坐头竖立、翻身、手口协调、伸手抓物、独坐、爬行、站立、行走、精细动作和平衡功能训练。建立运动丰富的游戏环境，推荐粗大运动、精细动作、平衡功能和目标导向型运动训练。

4. 后期康复治疗

（1）运动障碍治疗

① 运动疗法：根据患儿运动障碍类型、粗大运动功能分级和年龄进行核心稳定训练、运动再学习、任务导向训练、减重步态训练和平衡功能训练等，促进运动控制，改善粗大运动功能。

② 物理因子治疗：神经肌肉电刺激通过低频脉冲电刺激治疗失神经肌萎缩和痉挛

型运动障碍。

③ 作业治疗：应用姿势控制、手功能训练、限制诱导的运动疗法、关节活动等训练促进上肢精细运动功能，增加关节活动范围和灵活性。训练饮食动作、更衣动作、洗漱动作、排泄动作、洗浴动作和书写动作等，提高日常生活活动能力。

④ 引导式教育：适用于各种原因引起的运动功能障碍。

⑤ 感觉统合训练。

（2）言语、语言障碍治疗　根据患儿构音和发音障碍评定结果进行呼吸训练、口腔感知刺激、口腔肌肉按摩、构音器官运动训练、声韵母训练、语音辨别训练、韵律训练、纠正鼻音化训练、听觉辨认等治疗。

① 认知障碍治疗：包括记忆力、注意力、定向力、计算能力、思维判断能力、抄写技能、社会技能、交流技巧的作业活动训练。

② 视听障碍治疗：训练注视、跟踪、视觉转换、调节和眼球运动等训练，尽早验配助听器或植入人工耳蜗。

③ 吞咽障碍治疗：训练吞咽、吸吮、咀嚼、口腔感知训练以及神经肌肉电刺激治疗。

5. 中医治疗

中医治疗包括中药、推拿按摩、针刺、灸法、熏洗。中药及其有效成分对脑损伤有一定的神经保护和修复作用。

6. 探索性治疗

探索性治疗主要包括细胞移植治疗、神经调控治疗、光生物调节治疗、基因工程治疗、体外反搏治疗。

五、护理措施

1. 病情观察

患儿入院后严密观察生命体征变化，及时发现并处理异常情况。做好降压、抗凝、缓解脑水肿等基础护理工作，及时为患儿按摩、翻身、拍背，预防压疮、坠积性肺炎等并发症。

2. 体位管理和护理

新生儿给予发育支持性护理，改善病室环境，降低光线强度，减少噪声，减少医护人员活动和对患儿的操作。早产儿应模拟子宫环境，利用支撑物保持良好的体位，采用袋鼠式护理的方式降低疼痛反应、维持身体的稳态并增加舒适性。婴幼儿患者头部抬高 $15°\sim30°$，帮助头、颈、肩、髋、膝等关节保持在正常位置和良好姿态。勤翻身、拍背、吸痰等。

3. 饮食护理

出生体重＞1000g、病情稳定者可于出生后 12h 内开始喂养；有严重围生期窒息、脐动脉插管或出生体重＜1000g 者可适当延迟至 24～48h 开奶，尽可能母乳喂养。母乳喂养量达到每日 50～100mL/kg、体重＜2000g 的早产儿应使用母乳强化剂。胎龄≥32～34 周，吸吮、吞咽和呼吸功能协调的新生儿应尽早经口喂养；胎龄＜32～34 周，或吸吮和吞咽功能不全，或不能经口喂养者应采用管饲喂养，多采用间歇性重力喂养或推注法，每 3～4h 喂养一次，每次持续时间 15～20min；存在胃肠功能不全的新生儿应尽早开始微量肠道营养，以输液泵持续或间歇输注法经鼻胃管输注配方奶或母乳 10～20mL/（kg·d），可持续 3～5 天。病情危重或不能耐受肠道喂养的患儿应给予部分或全部肠道外营养。

4. 并发癫痫护理

（1）癫痫发作时护理

① 保持呼吸道畅通：当患儿癫痫发作后，需立即使其处于平卧位，将头部偏向一侧，并将患儿腰带及衣领解开。清除患儿口、鼻分泌物，辅助其吸氧。可根据实际情况采用口咽通气道，避免窒息发生。遵医嘱酌情使用镇静药物，患儿抽搐时给予有效控制。

② 做好安全防护措施：委派专人对患儿实时看护，采用纱布将患儿舌头包裹住并向外拉，避免舌被牙齿咬伤。使用约束工具及床挡，防止发生坠床等意外伤害。

③ 病情观察：严密观察患儿意识、瞳孔及生命体征变化，发现异常情况及时汇报主治医生，还需对患儿肢体及皮肤是否发生痉挛进行仔细观察。严格记录患儿癫痫发作的类型、频率、时间及状态，对持续时间和抽搐部位进行观察记录。

（2）癫痫停止发作护理

① 健康教育：通过发放宣传彩页、开展各种讲座及播放相关视频等方式，对患儿家属及具有接受能力的患儿细致讲解有关癫痫的相关知识，强化其保护意识，防止剧烈运动和独自外出，能够对癫痫发作预兆进行实时掌握，并采取相应的防治措施，防止出现意外伤害。

② 饮食护理：给予饮食指导，多食富含维生素食物，保证充足睡眠，增强体质。

③ 用药指导：详细介绍药物对治疗癫痫的效果及积极意义，叮嘱严格遵医嘱按时、按量用药，在用药期间，需对患儿肾功能及血常规定期复查。

④ 心理护理：积极与患儿家长沟通交流，消除其存在的悲观、恐惧心理，构建战胜疾病的信心和勇气。

5. 健康教育

护理人员应在全面了解患者文化水平和理解能力的基础上对患儿家属进行脑损伤健康知识讲解，帮助患儿家属全面了解脑损伤的发生原因、防治措施、护理要点和相关注意事项等基本内容，加深患儿家属对患儿病情的熟悉程度，同时对患儿家属提出的问题给出准确解答，提高患儿及其家属接受护理治疗的依从性。

6. 功能康复训练护理

指导患儿抓、拿、捏、握自己感兴趣的物品或玩具，依次由方形向长方形及圆形过渡，并通过语言、音乐、图片等方式对患儿视听功能进行刺激。拉住患儿的手，诱导其依次由仰卧位向坐位、跪位向站立位过渡，强化头部控制能力。患儿取坐位，采用玩具吸引其注意力使躯干回旋，辅助患儿主动进行翻身练习及爬行练习，并负重训练下肢，开展步行训练。

7. 日常生活能力训练指导

指导患儿进行刷牙、洗漱、洗澡、梳头等常规练习，并嘱家长尽可能使患儿自行操作，改善其肢体功能。选择拉链式、纽扣式、黏胶式易穿脱的衣物，教会患儿认清身体部位及衣物名称，鼓励患儿自行穿脱，从易到难逐渐过渡。与家长配合指导患儿自行大小便，并训练其用语言表达，并识别男女卫生间。

8. 心理护理

护理人员应主动与患儿沟通交流以增强其熟悉度，多抚摸及鼓励患儿，以减少其内心的不安和恐惧感，在护理操作时对患儿的表现及时给予赞扬，使患儿以愉悦的心情积极配合康复护理治疗。护理人员需要与患儿家属展开积极主动的沟通交流，全面了解患儿家属心理状态和情绪变化，并进行相应的疏导干预，缓解患儿家属的紧张情绪，坚定患儿家属战胜疾病的信念。

六、出院指导

1. 康复护理

对家长强调康复护理的重要性，强调家长教育对于患儿社会情绪发展的影响，注重对儿童早期干预康复基础护理和指导、康复知识宣教，指导家长认识幼儿运动和智力发育规律，取得家长积极配合，填写康复治疗卡，每天按约定的时间坚持治疗。

2. 家庭康复护理

（1）日常生活护理 指导并帮助患儿父母和其他家庭成员正确护理患儿。日常生活活动是人们维持生活最根本的活动，脑损伤患儿往往存在多方面能力缺陷，需对其日常生活精心护理，反复指导并加强循序渐进式训练，即使是点滴进步，也应多多给予患儿鼓励，帮助其达到既定目标。

（2）环境安全 有脑损伤后精神障碍的患儿，需有保护性的安全措施。应有专人看护，室内物品应尽量简化，危险物品妥善保管，防止发生意外。

(3) 营养与饮食指导　护士指导患儿家长制定营养食谱, 保证供给患儿高营养、高蛋白、易消化的食物, 同时指导家长调整喂养方式及注意饮食环境, 保证足够的营养与水分的摄入。喂养方式指导: 要让患儿学习进食动作, 学会手和头的位置调整; 软瘫患儿应抱起进行喂食和水; 进食时避免情绪刺激, 不要分散精力。要让患儿睡好、吃好 (在训练前 1h 内禁止喂食), 使患儿保持良好的精神状态。

(4) 家庭康复训练指导　脑损伤患儿因存在异常姿势和异常运动及肌张力改变, 在家庭护理上应不同于正常儿童, 注意指导并帮助家长做到以下两点。

① 抱法: 采取正确的抱法, 以促进头部和躯干的控制能力, 纠正异常姿势。

② 睡眠姿势: 侧卧位姿势为好, 以促进手部运动功能和视觉功能有帮助。

3. 语言、智力训练

语言发育是神经发育的重要内容, 脑损伤患儿在语言发育上常有障碍, 因此应该从出生后即进行语言及智力发育训练。指导家长在出生 3 个月后日常护理患儿时, 加强语言配合, 多与孩子面对面地讲话和逗引, 以引起患儿注视和发笑。聆听柔和舒缓的音乐, 缓解患儿紧张的心态, 愉悦患儿的心情, 促进神经功能的恢复。

4. 家庭康复训练

家庭是脑损伤患儿康复的重要场所, 无论是在医院康复治疗阶段, 还是出院后康复巩固阶段, 家庭中的康复都是必不可少的。家庭康复是由家长在家中进行的, 是在护士指导下实施的长期的、基本的、经常性的康复训练。具体内容包括: 基本康复训练指导, 包括抚触、肢体运动训练、视听刺激训练等; 运动功能训练指导, 包括抬头训练、手支撑训练、坐及爬行训练; 手的动作训练指导, 包括视物伸手训练、手指抓物训练等。

第三章

先天性疾病

第一节 · 狭颅症

一、概述

狭颅症又称为颅缝早闭，是由于一条或多条颅缝过早闭合或骨化所致颅骨发育障碍而导致的先天畸形，发病率约为 1/2500，在先天性颅颌面畸形中位居第二位，仅次于唇裂畸形。狭颅症的发病率从高到低依次为矢状缝（40%～50%）、冠状缝（20%～25%）、额侧（5%～15%）和人字缝（1%～5%）。不同的颅缝早闭可导致不同的头颅畸形。根据 Virchow 的理论，颅缝早闭后，垂直于早闭颅缝的颅腔径线延长受限，平行于早闭颅缝的颅腔径线代偿性延长，从而导致各种头颅畸形。矢状缝早闭可导致舟状颅畸形；单侧的冠状缝早闭可导致斜头畸形；双侧冠状缝早闭可表现为短头畸形；额缝早闭可导致三角头畸形；人字缝早闭可导致头颅呈梯形。目前对于狭颅症的病因，在细胞、分子及基因水平均有研究，认为颅骨、颅缝发育成熟与大脑组织、硬脑膜和颅盖骨之间复杂的相互作用有关。颅缝周围的生化环境或遗传基因发生改变，影响了发育体系而使颅缝早闭。

二、病因

目前的研究认为，狭颅症是一种多因素多基因疾病，基因突变、血液、颅内压、代谢性疾病等相关因素均可干扰颅缝的生长闭合。研究发现转化生长因子β受体（TGFBRI，TGFBR2）、胚胎发育基因 7W/STV、同源盒基因 MSX2、原纤维蛋白基因（FBN）、细胞色素 P450 还原酶基因（POR）、成纤维细胞生长因子受体（FGFRl, FGFR2, FGFR3）、酪氨酸激酶 Eph/Ephrin、家族蛋白 EFNBI、小 GTP 酶蛋白家族 RA4B（RAB23）等基因的突变与颅缝的过早闭合有紧密联系。通过对以上基因信号通道介导的颅缝细胞增殖分化的变化研究，进一步表明了分子调控在颅缝闭合中的重要性及复杂性。

三、临床表现

不同的颅缝早闭会导致不同的头颅畸形。额缝早闭合会导致垂直于额缝的径线生长受限，平行于额缝的径线代偿延长，表现为双侧颞径线变短，前额正中间可见龙骨样突起。矢状缝早闭将导致顶径线变短，前后径变长，顶骨凹陷，为舟状畸形。冠状缝的一侧早闭将导致同侧前额的斜头畸形，双侧冠状缝早闭将导致颅骨前后径变短，顶径线延长，前额突出的短头畸形。人字缝早闭将致同侧枕骨扁平，对侧代偿性凸起，呈梯形畸形。

四、治疗原则

手术是治疗狭颅症的唯一方法，但是对于手术时机、手术方式及步骤的选择仍存在争议。狭颅症的手术目的是松解早闭的骨缝，使颅腔扩大以满足大脑生长发育的需要。因婴幼儿是大脑生长发育最为迅速的阶段，2 岁时大脑发育接近成人的 70%～80%，6岁可达 90%。故现在比较认可的观点是：1 岁以内婴幼儿大脑发育迅速，但对于手术的承受力十分有限，一般 1 岁以内主张简单的颅缝再造术，1 岁以上或畸形严重的可行颅盖形成术，如出现高颅压、视力下降等症状，随年龄增长手术效果不佳，应尽早手术，必要时也可分期手术，切不可追求成形效果而过分扩大颅腔。因手术较复杂，术中应观察出血及止血情况，预防伤口感染。

五、护理措施

1. 术前护理

除一般常规术前准备外，以下两方面尤为重要。

（1）头皮扩张术区皮肤的安全护理 头皮扩张术区皮肤的保护尤为重要。加强家属宣教，指导患儿避免术区锐器刺激或碰撞而造成扩张器渗漏，病床加床挡并且垫软，防止患儿坠床及翻身时碰伤，禁止给患儿使用热水袋。床头桌上禁止放置暖瓶及剪刀等危险物品，防止意外伤害发生。做好扩张皮肤观察和护理，应保持头皮清洁，避免搔抓和摩擦。嘱患者卧于健侧，以免扩张区头皮破坏和感染。

（2）术前宣教 术前禁食禁饮时间不够充分或饱食后手术是患儿反流及误吸的主要原因。术前告知家属禁食禁饮的重要性，取得家长和患儿的合作。手术前再次询问禁食情况，以减少手术中恶心呕吐的发生率。

2. 术后护理

（1）加强生命体征观察 术后持续床旁心电监护，密切监测生命体征、意识、瞳孔和肢体活动情况以及语言表达的变化，注意术前与术后的对比，术后各阶段的对比，有无进展性变化，及时发现先兆症状并予以处理。术后保持呼吸道的通畅及气道的管理至关重要。协助患儿翻身，拍背排痰，及时清除口、鼻分泌物，痰液黏稠者可予以雾化吸入，每天 2～3 次，必要时可以吸痰，掌握正确的吸痰方法，动作应轻柔、快，负压不超过 100mmHg，时间不超过 15s，特别在进食前应吸痰一次，以及时清除呼吸道分泌物，保持呼吸道通畅。

(2) 引流管护理 术中放置头皮引流管于头部皮下持续引流，注意妥善固定，防止引流管扭曲、受压、堵塞，保持引流通畅，及时观察并记录引流液的颜色、性质和量，如持续引流出鲜红色液体或引流液变浅后又呈鲜红色，立即报告医生处理，遵医嘱应用止血药和（或）配血输血治疗，并复查头颅 CT，排除术后再出血的可能。

(3) 颅内压的观察与护理 国外报道先天性颅缝早闭手术死亡率为 1%～2.5%，死因为术后并发硬脑膜外血肿、急性脑水肿、继发性脑水肿及脑膜炎。因此，术后要重点观察患儿意识、瞳孔、肢体活动情况及生命体征的变化，注意患儿有无头痛、躁动不安、哭闹、恶心、呕吐等症状，以便及时发现病情变化，给予相应处理。术后 24h 起抬高床头 15°～30°，以促进脑部静脉血液回流，同时密切注意患儿哭声是否响亮及有无意识障碍、恶心、呕吐、肢体活动障碍等颅内压增高的表现。

(4) 切口护理 严密观察切口敷料情况，注意观察局部有无渗血、渗液以及切口愈合情况。操作动作要轻柔，避免用力按压头部，翻身到位，侧卧位时耳后放置水囊，避免局部长时间受压而影响血液循环，延缓切口愈合。对于患儿术后哭闹明显的，术后给予适量镇痛药和镇静药减少哭闹，可减少切口渗血、出血。如术后出现手术切口膨出、敷料持续渗液或头皮下积液等情况，应考虑脑脊液漏。

(5) 预防颅内感染 按医嘱正确、及时应用抗生素，密切观察患儿意识和体温变化，体温 >38℃时，及时告知医生，严密观察患儿体温及实验室检查结果，警惕颅内感染。做好发热护理。每日开窗通风，减少探视，严格手卫生，严格执行各种管道护理常规，保持引流通畅及引流系统密闭和无菌。头下置无菌治疗巾，及时处理切口渗血，更换切口敷料。加强营养，指导患者进高热量、高维生素、高蛋白流食，增强机体抵抗力，促进切口愈合。

六、出院指导

狭颅症的手术较复杂，手术时间长，创伤大，手术并发症较多，而狭颅症患儿年龄小，患儿缺乏主诉能力，护理难度很大。

第二节 · 先天性脑积水

一、概述

先天性脑积水主要指在婴幼儿时期因脑室系统或蛛网膜积聚形成大量脑脊液，导致脑室或蛛网膜下隙扩大，随后引起颅内压增高及脑功能障碍等不良现象，可引起患儿出现脑室扩大、脑回平坦、脑组织萎缩变薄、脑沟变浅等病理变化，若不能及时给予有效治疗，会对小儿大脑发育造成不良影响。

二、病因

先天性脑积水的病因学说较多，公认的学说认为侧脑室脉络丛增生，分泌旺盛，引起脑室脉络丛分泌脑脊液功能紊乱，从而发生脑积水。先天性脑积水与先天性颅内畸形，如先天性大脑导水管狭窄、第四脑室畸形、小脑扁桃体下疝畸形，及其他大脑发育异常、脑膜膨出、脊柱裂等有关。妊娠期宫内感染，如风疹病毒、巨细胞病毒、弓形虫、梅毒螺旋体等感染可诱发先天性脑积水。

三、临床表现

头颅异常增大，与全身发育不成比例。还可有肢体无力、头痛、恶心、呕吐、步态不稳、智力发育迟缓、视力障碍等表现。

四、治疗原则

临床治疗该病首选脑室-腹腔分流术与神经内镜第三脑室前部造口术，以降低颅压，减缓神经核团及脑皮质的受压情况，改善患儿脑功能。脑室-腹腔分流术术式的工作原理就是构建脑脊液循环通路，解除脑脊液积蓄，是一种对患儿创伤小、安全性高的手术方法，对患儿腹腔无明显干扰，能有效降低腹腔粘连的发生率，术后患儿无显著瘢痕，恢复时间短，且治疗期间联合有效的护理干预可进一步提高手术治疗的效果及安全性。但这种术式也有一定弊端，如分流管堵塞、感染及过度引流等并发症情况较多。一般情况下，神经内镜第三脑室前部造口术治疗非交通性脑积水比较显著，也可避免分流术的一些弊端，也常作为分流术失败的备选方案。

五、护理措施

1. 术前护理

（1）加强家属及患儿的心理护理　由于脑积水分流管主要是由头经颈、胸最后至腹部，常年于患儿体内放置，患儿家属由于担心疾病对患儿脑部发育和智力水平造成不良影响，再加上患儿家属对疾病相关知识的认知水平有限，导致其精神过度紧张，恐惧心理显著；患儿由于年龄小、生活不能自理、不会说话等特点使其在病中难以发挥主观能动作用。基于上述特点，护理人员应采取针对性心理护理，主动给患儿唱儿歌、陪患儿玩游戏，让患儿适应陌生的环境，消除患儿的恐惧心理，建立良好的护患关系，取得患儿信任；另外术前邀请主诊医师一起向家长讲解手术的基本步骤，通过播放幻灯片对手术进行详细介绍，让家长了解手术的过程及预后，消除顾虑，增强信心，使患儿及家长配合手术治疗与护理。

（2）合理安排饮食　疾病影响可导致患儿舒适度下降，食欲不高，营养状态也有所下降。在具体护理中，应对患儿具体的营养状况进行准确评估，根据检查结果合理搭配食物，色、香、味的合理搭配会增加患儿食欲；在日常饮食中鼓励患儿多进食营养丰富、易消化、富含蛋白质、少渣的食物，坚持少量多餐原则。一旦发现患儿有脱水、软弱无力现象，及时给予肠外营养支持治疗，提高患儿机体抵抗力；患儿术前 3 天应进食少渣的半流质。

（3）加强基础护理　此类患儿多有头痛、头晕、意识障碍及大小便失禁等，嘱专人陪护，做好生活护理；术前 1 天常规制头、备皮，保证术野无感染灶，术前 8～10h 禁食禁水；严格执行查对制度，完善术前各项检查，为手术治疗提供依据；遵医嘱正确给药，同时做好健康宣教和用药指导。

2. 术后护理

（1）体位管理　全麻未清醒前，协助患儿取去枕平卧位，让其头偏向健侧，尽量保持其呼吸道通畅。待患儿意识清醒后，将床头抬高 15°～30°。

（2）生命体征监测　术后给予持续心电监护，动态监测并每小时记录 1 次，严密观察患儿的意识、瞳孔、呼吸、血氧饱和度、血压、脉搏、体温、肢体活动、尿量等相关指标。患儿因无法自行咳嗽、咳痰，可导致痰液阻塞呼吸道，引起组织出现缺氧现象，因此需及时对呼吸道分泌物进行清理，并给予鼻导管或面罩给氧，氧流量控制在 2～4L/min。准确评估术后颅脑功能恢复情况，若患儿出现呕吐、头晕、头痛、烦躁不安、哭闹不止、癫痫发作等临床症状，可怀疑为颅内压增高。需及时向责任医师汇报，并合理给予甘露醇，观察囟门张力大小、分流管流量是否合理，若分流过度可导致患儿出现体位性头痛症状，分流不足则不能有效缓解临床症状。必要时可求助于患儿家长，防止因哭闹加重脑水肿。小儿由于体表面积相对较大、皮肤薄血管多，易于散热，加上术中暴露及冲洗引起体温不升，应注意保温。

（3）分流管护理　术后护士需密切观察切口敷料，保持敷料清洁。部分患儿有渗血、渗液现象，需及时为其更换敷料。明确标注各引流管的名称，有序摆放，妥善固定。保持引流管通畅，定时自内往外挤捏引流管，避免管道堵塞、脱落或扭曲，并详细观察记录引流液的量、性质及颜色，一旦出现异常现象，及时向医师汇报，并配合医师治疗。切口愈合良好、引流液不再排出时拔除颅腔引流管。

（4）并发症的预防

① 分流管堵塞：分流管堵塞是导致该项手术治疗失败的主要原因，分流管堵塞的发生率为 14%～58%，术后 1 周左右发生率最高。意识障碍、反应迟钝为主要临床症

状，前囟饱满扩大，张力明显增高，皮肤切口脑脊液漏，落日眼，同时出现头痛、头晕、恶心、呕吐等颅内压增高的临床表现。护理人员需对患儿病情进行密切观察，使用抗虹吸分流管者术后 3 天护理人员需遵医嘱每 3h 按压分流阀 1 次，按压时无阻力说明分流系统远端处于通畅状态，松开时复位良好，说明脑室端处于通畅状态；若在按下时有明显阻力、难以按下或按下后不易恢复，可怀疑为分流管阻塞。轻度堵塞时可先进行反复按压或穿刺，最后用生理盐水冲洗解决。需定时更换体位，分流管所经皮肤区域需避免出现挤压撞击现象。

② 感染：感染属临床高发并发症，发生率在 10%左右，主要症状有发热、头痛、头晕。患儿因自我约束能力较差，易出现抓挠切口造成敷料污染，增加局部感染的可能性，因此术后需对患儿血压、呼吸、脉搏、体温等进行密切观察，并安排患儿接受血常规检查，一旦发现异常，及时给予有效处理；定时协助患儿更换体位，防止对手术部位的长时间压迫而导致切口出现红、肿、压痛等不良反应。如患儿敷料被污染，需及时更换敷料，并保证所有操作均在无菌环境下进行。

③ 腹部并发症：术后早期常见的并发症为消化系统症状，密切观察患儿腹部情况，掌握腹腔内引流管的位置，待患儿肛门排气后再进食，最大限度减轻其消化道症状，预防肠道并发症发生。适当给予富含高热量、高蛋白、高维生素食物促进伤口愈合。患儿可因腹膜对脑脊液的吸收效果差导致腹腔积液，需及时识别并处理腹膜炎、腹腔积液等，密切观察腹部情况，对常规护理不能缓解的症状需给予进一步检查，进一步确定其病情。

六、出院指导

患儿由于需终身带管，所以家长要掌握引流管护理技术。通过护士普及相关知识，使家长了解家庭支持的重要性，每天早、晚坚持进行按压分流阀，改善营养状况及脑循环状态，提高脑代谢能力；还应对患儿的语言功能、脑功能进行锻炼。促进其思维发展，提高认知水平。若患儿出现呕吐、剧烈头痛、腹胀及腹痛等症状，需及时就诊，并根据医师要求复查。另外，还可进行适当的身体锻炼，但不要参加剧烈运动，防止头部遭受撞击。

第四章

功能性疾病

第一节 · 面肌痉挛

一、概述

面肌痉挛是面神经支配的面部肌肉发作性、反复、不自主的抽动。绝大多数系由面神经出脑干区受压迫，造成局部脱髓鞘/神经纤维接触传导及神经冲动"短路"，面神经过度兴奋所致。本病虽无生命危险，但往往病程迁延，使患者饱受折磨。

二、病因

面肌痉挛的病因较复杂，尚存在争论。一般认为其病理变化大都存在有面神经的脱髓鞘改变，导致面神经核内产生异常电兴奋灶。

三、临床表现

面肌痉挛表现为面神经支配的面部肌肉发作性、反复、不自主的抽动。

四、治疗原则

过去曾采用种种破坏性的方法来治疗此病。一般常用的方法有三种：药物治疗、肉毒素 A 局部注射和面神经微血管减压术。如非手术治疗失败，多采用微血管减压术，该术式经过数十年的发展已被国内外许多神经外科医师接受，成为手术治疗的首选方案，有效率为 87.5%～99.3%。一些医院也采用伽马射线治疗，有一定效果。

五、护理措施

1. 术前护理

（1）心理护理　面肌痉挛影响患者的容貌，病程迁延，使部分患者长期处于一种精神高度紧张和情绪烦躁的状态。同时，患者对手术存在疑虑，并渴望被关心和理解。因此，在工作中护士要多关心患者，与患者建立良好的关系，使其能积极配合治疗。安排同类病种的患者入住同一病房，让他们相互交流、互相安慰。向患者讲解手术方法及术中可能出现的不适，指导患者听轻音乐、做肌肉松弛训练，让患者产生"被尊重、被关心、被爱护"的良好感受。

（2）术前准备　做好相关术前检查及术前的常规准备（如禁食、理发、配血等）和宣教。

2. 术后护理

（1）观察生命体征　术后给予患者低流量吸氧，心电监护仪监测其生命体征的变化；密切观察患者的意识，注意瞳孔及肌力的变化；注意有无脑干受损的症状，观察有无剧烈头痛、频繁呕吐等颅内压增高症状。如患者出现意识改变、舌后坠、呼吸不均匀等情况，应警惕是否发生颅内继发性出血。注意观察头部伤口敷料的渗血、渗液情况；翻身时注意保护头部，以减少脑脊液漏、术后低颅压、脑组织移位、脑水肿等并发症的发生。

（2）保持呼吸道通畅　及时清理呼吸道分泌物，防止患者发生吸入性肺炎。

（3）留置尿管的护理　保持尿管通畅，妥善固定尿管，防止尿管受压、扭曲、堵塞。做好会阴清洁，防止感染。一般术后 3～5 天拔除尿管，所以术后第 2 天开始嘱患者定期夹闭尿管，以锻炼膀胱功能。

（4）密切注意患者面部肌肉的运动　患者清醒后，护理人员注意观察其面部肌肉运动的情况，并做好动态记录。如无明显痉挛，可嘱患者做皱眉、紧闭双眼、龇牙及鼓腮等动作。面肌痉挛严重的患者，术后可见患侧眼裂较术前增大，这是病因解除后原先紧张的肌肉松弛所致，并非面神经损伤，是手术成功的第一征兆，所以护士要向患者做好解释工作。血管减压术虽然解除了血管压迫，但是面神经根髓鞘的再生、修复和面神经运动核兴奋性平稳仍需要一段时间，术后随访应该持续 6 个月以上。

（5）并发症的观察与护理

① 发热：护士要密切观察患者的体温变化。使用退热药后，患者会出很多汗，所以要注意为其更换衣服，更衣时注意保暖。患者体温一般 3 天内可降至正常。

② 颅内感染和切口感染：切口感染多发生在术后 3～5 天。患者自觉切口疼痛加剧，局部有明显的红、肿、压痛及皮下积液等表现。遵医嘱应用抗生素，注意观察药物的疗效和不良反应。给予红外线照射伤口（距离 20～30cm，照射 15～20min，2 次/天）。

③ 低颅压反应：分析其原因主要是在术中分离面神经根部过程中，放出大量脑脊液，加上术后麻醉药的刺激与颅内渗血，致脑脊液分泌进一步减少，从而造成术

后低颅压。患者出现头痛、头晕、不同程度的呕吐。呕吐者需遵医嘱延长其术后平卧的时间，并减少脱水药的用量；使用止吐药、激素药和胃肠动力药，静脉补液量 > 2000mL/d。经上述处理后，患者低颅压症状的时间明显缩短，一般持续 12h 至 3 天，极少数超过 3 天。

④ 脑脊液鼻漏：发生原因与术中缝合硬膜不严密，加之术后发生颅内压增高或切口愈合不佳，脑脊液从切口漏出有关。此外，还与术中打开乳突，脑脊液经乳突流至鼻腔有关。确诊为脑脊液鼻漏后，立即嘱患者卧床休息，给予半流质饮食，抬高床头 15°～30°。告知患者要保持鼻孔清洁，勿抠、挖及堵塞鼻孔。同时，加强生活护理，保持大便通畅，避免头部剧烈活动，避免咳嗽等诱发颅内压增高的因素。

⑤ 暂时性听力障碍：其发生原因与术中损伤听神经或损伤听神经的滋养血管有关。护士应该耐心向患者解释。

⑥ 暂时性面瘫：主要由于手术过程中过度牵引面神经或触动神经根，导致患者术后暂时性面瘫或感觉减退，表现为同侧面部麻木，严重者面肌无力。由于额肌瘫痪，食物残渣可遗留在颊部、齿龈之间，易发生口腔炎，故要注意口腔护理。眼睑闭合不全者，要注意保护其角膜，预防角膜炎发生，可给予抗生素眼药水滴眼，夜间给予眼药膏外涂及外敷凡士林纱布以保护。

六、出院指导

指导患者每天多次做面部按摩，用示指、拇指将口角拉向耳侧做被动运动，有条件者可做针刺理疗等，以促进面神经功能的恢复。外出时注意不要让面部受风，季节变化时注意保暖，预防感冒；改变不良的生活习惯如抽烟、饮酒，保持良好的心理状态，不要过于劳累，多做有益身心健康的活动，以调节单调的生活，提高生活质量。强调遵医嘱用药及按时复诊的重要性，以便随时观察面神经的恢复情况。

第二节 · 痉挛性斜颈

一、概念

痉挛性斜颈是由于颈肌阵发性不自主收缩，引起头向一侧扭转或阵挛性倾斜的肌张力障碍。

二、病因

其病因尚未明确，大多学者认为与遗传、精神、外伤、原发性前庭功能异常等多种因素及相互作用有关。

三、临床表现

痉挛性斜颈临床表现个体差异较大，初期多以间断性头部不自主扭转及颈部牵拉感为特点，晚期则以头颈部持续性不自主运动或明显姿势异常为表现。

四、治疗原则

目前痉挛性斜颈的口服治疗药主要有抗胆碱能药物、抗多巴胺能药物、多巴胺受体激动药、γ-氨基丁酸能激动药、苯二氮䓬类、抗癫痫药物等，然而各种口服药物改善症状的作用程度有限或持续时间短暂，疗效欠佳。应用肉毒毒素注射病变即能明显控制症状，为目前临床最简便有效的治疗方法，但由于化学去神经的效应维持的时间有限，最终也只能达到缓解症状的作用，而无法治愈本病。外科术式如括肌切断术、神经切断术、脊神经根切断术、立体定向脑运动核毁损术、显微血管减压术、颈髓背侧电刺激法、改良 Foerster-Dandy 手术等的相继出现，改善了痉挛性斜颈的治疗现状，但其远期效果欠佳，术后不良反应较多，治疗费用较高，往往不易被患者接受。

五、护理措施

1. 术前护理

（1）心理护理　大部分患者心理承受能力差，生活自理能力低。手术联合注射的治疗方式给患者带来很大希望，但因为手术有一定的危险性，患者和家属易产生焦虑、恐惧心理。护士应与患者及其家属积极沟通，说明手术的必要性，介绍手术过程、术后疼痛持续时间及止痛方法，告知情绪与疾病的关系，良好的心理状态会促进机体康复，以消除患者的不良情绪，使之积极配合治疗。

（2）术前准备　完善各项术前检验、检查；评估患者健康及对手术耐受状况；做好术野皮肤准备；为预防肺部感染，嘱患者戒烟酒及禁食刺激性食物。

2. 术后护理

（1）体位护理　患者术后回病房，安置患者取去枕平卧位，为保持头正中位，头两侧用沙袋制动至拆线前；由于全麻术后肌肉处于麻痹、松弛及受压状态，易导致压疮的发生，定时为患者做四肢被动活动，尾骶部垫气圈或两侧腰部轮换加枕，适当做皮肤按摩，促进局部血液循环。

（2）病情观察　观察切口有无出血、皮下血肿，注意引流管是否有不慎关闭、阻塞及脱出等意外情况，观察切口引流液的量、色。正常情况下，术后 24h 内切口引流量应＜100mL，若引流量过多、周围组织隆起、颈部增粗，应立即报告医生处理，加强生命体征的观察，尤其注意呼吸情况。

（3）功能锻炼　鼓励患者进行早期、长程的颈部肌肉功能锻炼以纠正头颈姿势是非常重要的措施，根据患者术后的恢复情况，制定个体化康复训练计划，目的是使对侧肌肉得到伸缩锻炼，以增加其拮抗功能和协调能力。

① 早期功能锻炼（术后拆线前）：指导患者保持头部正中位，用沙袋固定头颈两侧，防止颈部向患侧倾斜。

② 中期功能锻炼（拆线后至半年）：指导患者主动或被动地将头部置于正中位及进行左右旋转、前后屈伸活动。

方法：能自行纠正的患者，采取坐位或站立，双手叉腰或自然下垂，利用颈部肌肉力量将头部缓慢偏向患侧，停顿数秒后恢复中立位，再缓慢地偏向健侧并保持数秒，然后缓慢进行左右旋转、前后屈伸的动作。不能自行纠正的患者，背挺直坐靠于椅上，操作者站于患者背后，双手轻扶患者头部两侧，将患者头部尽可能保持正中位后向健侧转动或左右旋转，直至不能耐受。开始时幅度宜小，逐步加大活动范围，每个动作重复5～10次，3～5次/天，目的是通过锻炼使头部向健侧转动的角度逐渐增大，从而更好地将头部保持正中位。住院期间由责任护士进行指导并教会患者正确的锻炼方法，出院时评估患者掌握程度，出院后定期随访。

③ 远期功能锻炼（半年后）：对患者进行定期随访，督促患者持续进行功能锻炼。此阶段主要在中期功能锻炼的基础上加大颈部功能活动范围及力量，改善颈部两侧肌群的力量平衡，缓解肌肉痉挛。

六、出院指导

患者在出院后仍不能掉以轻心，除了需要按期返回医院进行复查外，在家中也要做好康复护理工作。一些患者术后仍留有斜颈症状，且症状需持续数月才能消除。护理人员应对患者及其家属进行出院后的康复指导。由于患者的年龄、恢复情况、家庭条件、生活习惯等不尽相同，每个患者所需的护理支持情况也不一样，护士要指导家属实施正确的康复护理，减少患者并发症的发生，提高患者的生活质量。

第三节 · 三叉神经痛

一、概述

三叉神经痛是以一侧面部三叉神经分布区内反复发生的阵发性剧痛为主要表现的一类疾病。

二、病因

原发性三叉神经痛的原因尚未明确，但三叉神经痛可继发于脑桥、小脑幕占位性病变以及多发硬化等。因此应询问患者是否有多发硬化，检查有无占位性病变，每次面神经疼痛有无诱因等。

三、临床表现

1. 发病年龄

多发生于中老年人，40 岁以上起病者占 70%～80%，女性略多于男性。

2. 疼痛范围

疼痛限于三叉神经分布区的一支或二支，以第二、三支最多见，三支同时发作者极为罕见。大多数人为单侧发作。通常无预兆，开始和停止都很突然，间歇期可完全正常。发作表现为电击样、针刺样、刀割样或撕裂样的剧烈疼痛，短暂，每次数秒至1～2min，疼痛以面颊、上下颌及舌部最为明显，以致患者不能做这些部位动作，表现为面色憔悴、神经抑郁和情绪低落。

严重者伴有面部肌肉的反复性抽搐、口角牵向患侧并可伴有面部发红、皮温增高、结膜充血、流泪等。

3. 发作频率

病程可呈周期性，每次发作期可为数日、数周或数月不等，缓解期亦可数日至数年不等。病程愈长，发作愈频繁，病情愈重。神经系统检查一般无阳性体征。

4. 诱发因素

说话、吃饭、洗脸、剃须、刷牙以及风吹等均可诱发疼痛发作。

四、治疗措施

1. 药物治疗

原发性三叉神经痛首选卡马西平治疗,卡马西平的不良反应为头晕、嗜睡、口干、恶心、皮疹、再生障碍性贫血、肝功能损害、智力和体力衰弱等，护理者必须注意观察，每 1～2 个月需复查肝功能和血常规。偶有皮疹、肝功能损害和白细胞减少，需停药。

2. 封闭治疗

三叉神经封闭是注射药物于三叉神经分支或三叉神经半月节上，阻断传导以导致面部感觉丧失，从而导致获得一段时间的止痛效果。但远期疗效差，还有可能引起角膜溃疡、失明、脑神经损害等并发症。

3. 外科治疗

（1）经皮选择性半月神经节射频点凝术　本办法尤其适用于年老体弱不适合手术治疗的患者、手术治疗后复发者以及不愿意接受手术治疗的患者。术后观察患者的恶心、呕吐反应，随时处理污物，遵医嘱补液补钾；术后询问患者有无局部皮肤感觉减退，观察患者有无同侧角膜反应迟钝、咀嚼无力、面部异样不适等感觉，并注意给患者进软食，洗脸水温要适宜。

（2）三叉神经周围支切除及根除术　手术较简单，因容易复发，有效时间短，目前较少采用。

（3）三叉神经感觉根切除术　经枕下入路三叉神经感觉根切除术，可很好地保护运动根以及保留面部和角膜触觉，复发率低。

（4）微血管减压术　微血管减压术是针对三叉神经痛的主要病因进行治疗，去除血管对神经的压迫后，约 90%的患者疼痛完全消失，面部感觉完全保留，从而达到根治的目的。微血管减压术可以保留三叉神经功能，运用纤维外科技术进行手术，减少了手术创伤，很少遗留永久性神经功能障碍，术中手术探查可以发现引起三叉神经痛的少见病因，如影像学未发现的小肿瘤、蛛网膜增厚粘连等，因而成为原发性三叉神经痛的首选手术治疗方法。

五、护理措施

（1）饮食要有规律　因咀嚼诱发疼痛的患者要进食流食，切不可吃油炸食物，不宜食用刺激性、过酸、过甜食物以及寒性食物等。饮食要营养丰富，平时应多吃些含维生素丰富及有清火解毒作用的食品，多食新鲜水果蔬菜及豆制品类，少食肥肉，多食瘦肉，选择清淡、质软、易嚼食物，避免硬物刺激。戒烟酒，少吃辛辣食物，避免化学刺激诱发疼痛。

（2）吃饭漱口　动作宜轻柔，以免诱发扳机点而引起三叉神经痛。

（3）注意事项

① 注意头面部保暖，避免局部受冻，外出时戴口罩或头巾。不用太冷或太热的水洗面。平时应保持情绪稳定，不宜激动，不宜疲劳。常听轻柔音乐，保持心情平和。保证充足睡眠。尽可能避免诱发疼痛的各种动作。

② 利用疼痛发作后的间歇期，保持个人卫生，避免其他疾病发生。

（4）心理支持　由于本病为突然发作的、反复的、阵发性剧痛，易出现精神抑郁和情绪低落等表现，护士应关心、理解、体谅患者，嘱患者保持乐观情绪，避免急躁、焦虑等情绪诱发疼痛，帮助其减轻心理压力，增强其战胜疾病的信心。

六、出院指导

指导患者生活有规律，合理休息、娱乐；鼓励患者运用指导式想象、听音乐、阅读报刊等分散注意力，消除紧张情绪。

第五章

脑血管病

第一节 · 颅内动静脉畸形

一、概述

颅内动静脉畸形是一种脑血管发育异常的先天性疾病，是由于颅内动脉和静脉之间缺乏毛细血管床而经瘘管直接连接或者交织缠绕在一起而形成的脑血管病变，因颅内血流异常，患者常有"脑盗血"现象，临床上可引发颅内出血、癫痫、头痛以及一系列脑神经功能障碍。

二、病因

颅内动静脉畸形的病因尚不十分明确，目前普遍认为是多种原因导致的胚胎时期血管发育异常所致，包括外界环境、基因、细胞因子和蛋白等，其形成是由这些因素控制的复杂血管生成调控网络异常引起的。

三、临床表现

1. 出血

多发生于年龄较小者，可表现为蛛网膜下腔出血、颅内出血或硬膜下出血，常于体力活动或情绪波动后突然出现剧烈头痛、呕吐、意识丧失、颈项强直和克氏征阳性。

2. 癫痫

可见于40%～50%的患者，约半数为首发症状，多见于较大的、有大量"脑盗血"的动静脉畸形者，以部分性发作为主，可呈继发性全身扩散型，具有Jackson癫痫的典型特征。

3. 头痛

60%的患者有长期头痛史，多局限于一侧，出血时头痛的性质发生改变。

4. 进行性神经功能障碍

主要表现为运动性或感觉性瘫痪（见于40%的患者，10%为首发症状），主要原因为"脑盗血"引起的短暂性脑缺血发作、较大的动静脉畸形引起的脑水肿或脑萎缩以及出血引起的脑损害或压迫。

5. 智力减退

多为巨大型动静脉畸形因严重的"脑盗血"引起的弥漫性缺血和脑发育障碍，也可因反复癫痫发作和长期服用抗癫痫药引起。

6. 颅内杂音

见于较大、较表浅的动静脉畸形。

7. 眼球突出

见于某些病例，特别是颞叶前端动静脉畸形有较大引流静脉导入海绵窦时。

幕下动静脉畸形的临床表现较幕上者隐匿，除自发性蛛网膜下腔出血外较少有其他症状。

四、治疗原则

脑动静脉畸形的主要危害为出血和"盗血"，均可引起严重的后果，最合理的治疗是手术安全切除；对低级别的动静脉畸形只要患者有决心便可考虑全切术；但级别较高的动静脉畸形因病变范围过于广泛或部位险要而必须权衡手术利弊、慎重对待，抽搐或轻度的局灶性神经功能障碍均不是手术指征，病变反复出血才为手术指征。

1. 非手术治疗

①适用于3级以上的动静脉畸形、未出血的其他病例和因故暂不适合手术的病例；②内容包括调节日常生活（避免情绪激动、禁烟酒、疏通大便、改善睡眠、降低血压、卧床4~6周）、控制癫痫、对症治疗和防止再出血。

2. 手术治疗

（1）动静脉畸形全切除术　为首选治疗方案，术前应明确主要的供血动脉和引流静脉的数目、部位、来源、大小和对侧参与供血的情况；术前腰穿置管以便术中控制颅压；手术切口足够大以便显露主要的供血动脉；必要时术中临时阻断供血动脉并静滴脑保护药；充分利用动静脉畸形周围的脑软化灶和胶质增生带；切断遵循先动脉、再小静脉、最后是大的主要引流静脉的顺序；每切断一根血管后必须用双极电凝牢固焊封，步步为营。

（2）供血动脉结扎术　适用于3～4级和4级以上、不能手术切除又常有出血的动静脉畸形的姑息性手术，或作为巨大动静脉畸形切除术中的前驱性手术；结扎后可明显缩小，但仍有其他脑动脉再供血而导致出血的可能。

3. 介入治疗

人工栓塞术和血管内手术（脱离球囊导管、电解可脱弹簧圈）适用于不能手术切除者，以及巨大动静脉畸形切除前的准备。

4. 放射及放射外科治疗

（1）适应证　手术切除困难或风险较大者，患者年龄较大或伴有其他系统疾病而难以耐受手术者，手术未成功或术后有较大残留者，以及拒绝手术者。

（2）放疗方法　立体定向回旋加速器氦离子放射外科、立体定向回旋加速器 Bragg 峰质子束（光子）放射外科、立体定向回旋加速器中子束放射外科和立体定向聚焦伽马射线放射外科（伽马刀）治疗。

（3）治疗效果　可减少出血的风险并维持正常生活，可作为病变在脑深部和不能手术者的选择。

（4）并发症　出血、短暂的脑放射反应（脑水肿、放射性脑部、脑功能障碍）、永久性脑功能障碍和放射性脑坏死等。

五、护理措施

1. 入院后评估及护理

入院后结合患者的病史特点判断出血的原因。重点评估患者的意识状态，对于意识清楚的患者，积极给予监护治疗。重点关注患者的生命体征及瞳孔的变化。对于所有患者均要做好抢救准备，由于患者随时可能发生再次出血，导致颅内压急剧增加，呼吸、心搏骤停。对于意识清楚的患者积极安排病因学检查，包括 CTA 或者 DSA 检查。对于入院时即存在意识障碍的患者要做好急诊手术的护理准备，包括入院后开始禁食禁水、手术区备皮、抗生素皮试、完成手术需要的基本血液学检查（特别是传染病和血型）、完成手术备血、预防使用抗癫痫药物等。对于意识清楚等待 CTA 或者 DSA 检查的患者，要积极进行心理疏导，坚定患者的治疗信心，进食易消化的食物，保证大便通畅，必要时使用通便药物。对小儿患者，由于其对颅内压升高耐受性差，在入院后要给予重点关注，在积极明确病因后，采取手术治疗往往可以取得较好的效果。

2. 麻醉恢复期的护理

主要观察患者麻醉恢复的情况，包括患者的意识和自主呼吸的情况。如果患者意识恢复情况好、自主呼吸平稳、血氧饱和度正常，可以拔出气管插管进行常规治疗。同时要预防呕吐发生，以防误吸。如果患者有意识恢复慢、自主呼吸恢复慢、不能脱机等情况，需要及时跟主管医生或者麻醉医生沟通，分析可能的原因并采取相应的处理。要常规备好呼吸机及抢救设备。

3. 术后护理原则

控制颅内压、控制血压、预防正常灌注压突破（NPPB）、预防使用抗癫痫药、预防消化道出血、预防下肢深静脉血栓等。在术后早期（1～3 天）应密切观察患者的生命体征及瞳孔的变化，术后血肿等恶性手术并发症往往发生在术后早期。血压的监测是术后治疗的一个重要方面，但是积极降压治疗并不能改善患者的总体预后。对于能进行正常活动的患者要鼓励其早期下床活动，有助于患者恢复和预防深静脉血栓形成，对于卧床或者存在意识障碍的患者要重点预防深静脉血栓的形成，预防推荐使用间歇性压力泵。同时要监测 D-二聚体，对深静脉血栓要做到早发现。

4. 预防正常灌注压突破及颅内血肿

颅内动静脉畸形患者在手术后控制血压和液体灌注压非常重要，通常在术后维持正常血压水平，保证正常的液体灌注压。当患者术后出现血压波动时应积极给予对症处理。对于体积较大的颅内动静脉畸形，在手术切除后容易发生 NPPB 现象，因此对于此类患者更加应该注意控制血压和液体灌注压。如患者术后出现意识障碍或者神经功能恶化，要及时进行 CT 检查以明确颅内是否发生出血或者水肿。

5. 术后预防癫痫发生

术后预防使用抗癫痫药物，监测电解质水平，预防癫痫的发生有助于改善患者的预后。抗癫痫药物血药浓度不足和电解质紊乱等情况常导致围术期癫痫发生，对于无法进食的患者可以静脉使用抗癫痫药物（丙戊酸钠）。同时要注意监测血药浓度，防止药物过量导致患者意识障碍或者过敏症状发生。当术后发生癫痫时积极采取处理措施，防止误吸、舌咬伤或者摔伤。发作控制后给予吸氧、镇静治疗，同时需检查是否存在电解质紊乱，必要时行 CT 检查明确是否发生出血。

6. 手术切口的护理

要保证手术切口处的敷料清洁干燥，发生渗血和渗液时要积极上报主管医生并进行处理。对于意识不清的患者要预防患者拉扯切口敷料。对于行去骨瓣减压的患者，要在去骨瓣区做好标记，防止挤压。

六、出院指导

1. 心理指导

向患者及家属讲解颅内动静脉畸形的相关知识，介绍成功的案例，以消除患者的恐惧、紧张情绪，增强战胜疾病的信心。

2. 健康指导

规律生活，避免用力、激动、暴饮暴食和酗酒，以防蛛网膜下腔出血或脑出血。对高血压和癫痫发作者，遵医嘱按时服用抗高血压药以及抗癫痫药。

第二节 · 颅内动脉瘤

一、概述

颅内动脉瘤是颅内动脉血管由于先天异常或后天损伤等因素导致局部血管壁损害，在血流动力学负荷和其他因素作用下，逐渐扩张形成的异常膨出。人群中颅内动脉瘤的患病率为 2%～7%，任何年龄均可发病，40～60 岁常见，但其发生率存在明显的地域及种族差异。

二、病因

动脉瘤的发病是多因素的，通常按其不同病因分为五类：①先天性（发育性）动脉瘤；②感染性动脉瘤；③外伤性动脉瘤；④动脉硬化性动脉瘤；⑤剥离性动脉瘤。其中绝大部分是先天性动脉瘤，通常称为囊性动脉瘤或浆果样动脉瘤。但其病因尚未明了，目前的理论主要有：先天性血管壁发育不良、颅内动脉获得性退行性病变导致血管破坏及综合理论。

三、临床表现

颅内动脉瘤患者在破裂出血之前，90%的患者没有明显的症状和体征，只有极少数患者因动脉瘤影响邻近神经或脑部结构而产生特殊的表现。动脉瘤症状和体征大致可分为破裂前先兆症状、破裂时出血症状、局部定位体征以及颅内压增高症状等。

1. 先兆症状

40%～60%的动脉瘤在破裂之前有某些先兆症状，这是因为动脉瘤在破裂前往往有一个突然扩张或局部少量漏血的过程。其中动眼神经麻痹是后交通动脉动脉瘤最有定侧和定位意义的先兆破裂症状。

2. 出血症状

80%～90%的动脉瘤患者是因为动脉瘤破裂出血引起蛛网膜下腔出血才被发现,故出血症状以自发性蛛网膜下腔出血的表现最多见。

(1) 诱因与起病　部分患者在动脉瘤破裂前常有明显的诱因,如重体力劳动、用力咳嗽、用力解大便、奔跑、酒后、情绪激动、忧虑、性生活等。部分患者可无明显诱因,甚至发生在睡眠中。多数患者突然发病,通常以头痛和意识障碍为最常见和最突出的表现。

(2) 出血引起的局灶性神经症状　蛛网膜下腔出血引起的神经症状为脑膜刺激征,表现为颈项强直,克氏征阳性。大脑前动脉动脉瘤出血常侵入大脑半球的额叶,引起痴呆、记忆力下降、大小便失禁、偏瘫、失语等。大脑中动脉动脉瘤出血常引起颞叶血肿,表现为偏瘫、偏盲、失语及颞叶疝等症状。后交通动脉动脉瘤破裂出血时可出现同侧动眼神经麻痹等表现。

(3) 全身性症状　破裂出血后可出现一系列的全身性症状。

① 血压升高:起病后患者血压多突然升高,常为暂时性的,一般于数天到 3 周后恢复正常。

② 体温升高:多数患者不超过 39℃,多在 38℃左右,体温升高常发生在起病后24～96h,一般于 5 天至 2 周内恢复正常。

③ 脑心综合征:临床表现为发病后 1～2 天内,一过性高血压、意识障碍、呼吸困难、急性肺水肿、癫痫,严重者可出现急性心肌梗死(多在发病后 1 周内发生)。意识障碍越重,出现心电图异常的概率越高。

④ 胃肠出血:少数患者可出现上消化道出血征象,表现为呕吐咖啡样物或柏油样便。

(4) 再出血　动脉瘤一旦破裂将会反复出血,其再出血率为 9.8%～30%。据统计再出血的时间常在上一次出血后的 7～14 天,第 1 周占 10%,11%可在 1 年内再出血,3%可于更长时间发生破裂再出血。

(5) 局部定位症状　动脉瘤破裂前可有直接压迫邻近组织而出现症状,在诊断上这些症状具有定位意义。常见的局部定位症状如下。

① 脑神经症状:这是动脉瘤引起的最常见的局部定位症状之一,以动眼神经、三叉神经、滑车神经和展神经受累最常见。

② 视觉症状:这是由于动脉瘤压迫视觉通路引起的。Willis 环前半部的动脉瘤,例如大脑前动脉动脉瘤、前交通动脉动脉瘤可压迫视交叉而出现双颞侧偏盲或压迫视束引起同向偏盲。

③ 偏头痛:动脉瘤引起的典型偏头痛并不多见,其发生率为 1%～4%。头痛多为突然发生,常为一侧眼眶周围疼痛,多数呈搏动性疼痛,压迫同侧颈总动脉可使疼痛暂时缓解。

(6) 颅内压增高症状　一般认为动脉瘤的直径 2.5cm 以上的未破裂的巨大型

动脉瘤或破裂动脉瘤伴有颅内血肿时可引起颅内压增高。巨大型动脉瘤引起的眼底水肿改变，与破裂出血时引起的眼底水肿出血改变有所不同，前者为颅内压增高引起的视盘水肿，后者多为蛛网膜下腔出血引起的视盘水肿、视网膜出血。

（7）特殊表现　动脉瘤有时会出现一些特殊表现。例如，颈内动脉动脉瘤或前交通动脉动脉瘤可出现头痛、双颞侧偏盲、肢端肥大、垂体功能低下等类鞍区肿瘤的表现。个别病例以短暂性脑缺血发作为主要表现；少数患者在动脉瘤破裂出血后可出现急性精神障碍，表现为急性精神错乱、定向力障碍、兴奋、幻觉、语无伦次及暴躁行为等。

（8）临床分级　Hunt 及 Hess 根据患者的临床表现将颅内动脉瘤患者分为五级，用于评估手术的危险性。

Ⅰ级：无症状，或轻微头痛及轻度颈强直。

Ⅱ级：中度至重度头痛，颈强直，除有脑神经麻痹外，无其他神经功能缺失。

Ⅲ级：嗜睡，意识模糊，或轻微的灶性神经功能缺失。

Ⅳ级：木僵，中度至重度偏侧不全麻痹，可能有早期的去皮质强直及自主神经系统功能障碍。

Ⅴ级：深昏迷，去皮质强直，濒死状态。

四、治疗原则

对于已经破裂的颅内动脉瘤，主要治疗目的在于防止再出血和控制血管痉挛等，允许手术的患者，应尽早手术夹闭或介入治疗。对于未破裂的颅内动脉瘤，应当积极行手术治疗，防止破裂出血引发致死、致残的严重情况。

一般需治疗 4～8 周。

（一）一般治疗

1. 休息

颅内动脉瘤破裂出血的患者应该绝对卧床休息、保持安静，避免情绪激动及用力大便。治疗期间减少家属探视。

2. 控制性低血压

预防颅内再出血发生。

3. 引流脑脊液

可促进血性脑脊液的排出，防治脑积水。

4. 扩容治疗

静脉或口服液体量达到 3000～6000mL，防止血容量不足，改善脑血管痉挛所致脑缺血损害。

（二）药物治疗

1. 尼莫地平

为一种钙通道阻滞药，能够扩张小的脑血管，改善动脉瘤患者出血的预后。使用途径有两种，静脉点滴或开颅手术时行脑池注射。

2. 甘露醇

降低颅内压，改善脑水肿。视情况调整用量及用法，需要密切关注血压及肾功能、电解质变化。肾功能差的患者可换用甘油果糖。

3. 氨基己酸

为一种抗纤维蛋白溶解药，能够抑制纤维蛋白溶解，高浓度则直接抑制纤溶酶活力，达到止血效果。同类型药物还有氨甲环酸。使用期间需要注意血栓形成风险，避免长期大量使用，建议应用时间不超过 3 天。

4. 镇静、镇痛

可给予苯巴比妥或地西泮等镇静药物，缓解患者的焦躁症状。给予布洛芬或布桂嗪等镇痛药物，缓解患者的头痛症状，促进睡眠，可避免动脉瘤再破裂的诱因。需要注意监测生命体征、瞳孔及意识状态变化，避免因没及时发现病情变化而贻误治疗。

（三）手术治疗

颅内动脉瘤的手术治疗包括开颅手术和血管内介入治疗。

1. 开颅动脉瘤颈夹闭或结扎术

手术目的在于阻断动脉瘤的血液供应，避免发生再出血；保持载瘤及供血动脉继续通畅，维持脑组织正常血运。迄今为止，该术式仍是较为经典和常用的术式，手术效果确切。

2. 开颅动脉瘤孤立术

动脉瘤孤立术是把载瘤动脉在瘤的远端及近端同时夹闭，使动脉瘤孤立于血液循环之外而不再出血。这种手术危险性较大，可致患者突然死亡或重度残疾。如果必须做此治疗，可先行颅内外动脉吻合再夹闭载瘤动脉。

3. 开颅动脉瘤包裹术

采用不同的材料加固动脉瘤壁，虽瘤腔内仍充血，但可减少破裂的机会。目前临床应用的有筋膜和棉丝等。主要适用于瘤颈过于宽大、梭形动脉瘤、瘤颈内有钙化斑而不宜上夹或结扎者，或者因载瘤动脉不能阻断的情形，也可以在其他处理动脉瘤方法不能奏效时应用。

4. 血管内介入治疗

对于某些患者开颅手术极其高危、开颅手术失败，或因全身情况及局部情况不适宜开颅手术等，可用血管内栓塞治疗。对于动脉瘤没有上述情况者，也可以先选择栓塞治疗。血管内介入治疗的手术目的为利用股动脉穿刺，将纤细的微导管放置于动脉瘤囊内或瘤颈部位，再经过微导管将柔软的钛合金弹簧圈送入动脉瘤囊内并将其充满，使得动脉瘤囊内血流消失，从而消除再次破裂出血的风险。该手术方式对患者创伤较小，但费用昂贵。

5. 其他治疗

头高 30°卧位，促进静脉回流，减轻脑肿胀，降低颅内压；避免暴力吸痰、打喷嚏、剧烈咳嗽等增加颅压的因素。

五、护理措施

1. 术前护理

① 对意识清醒者讲解手术的必要性及手术中需要患者配合的事项，消除其恐惧心理。对有意识障碍者，术前做好家属的心理护理，使他们了解手术的目的和意义，了解术前准备的内容，以达到配合手术的目的。

② 保持患者绝对卧床，避免一切外来的刺激，防止因躁动不安而使血压升高，增加再出血的可能。随时观察生命体征及意识变化，及早发现出血情况。

③ 给予合理饮食，勿食用易导致便秘的食物，必要时给予缓泻药，保持大便通畅。保持室内通风适宜，防止因着凉而引起患者用力打喷嚏或咳嗽，以免增加腹压及反射性增加颅内压而引起颅内动脉瘤破裂。

④ 对于伴有癫痫者注意保证其安全，防止发作时受伤，保持呼吸道通畅，给予吸氧，并记录其抽搐时间，按医嘱给予抗癫痫药。

⑤ 对尿失禁患者留置导尿管，并做好护理。

2. 术后护理

（1）一般护理　抬高床头 15°～30°，以利静脉回流、减轻脑水肿、降低颅内压；术后绝对卧床 2 天，限制体力活动 3～4 周，以防弹簧栓子移位；给予下肢尤其是腓肠肌处环状按摩，以防止下肢深静脉血栓形成；保持呼吸道通畅，头偏向一侧，吸尽分泌物，定时翻身、拍背，以利痰液排出；给予高蛋白、高热量、高维生素、易消化饮食，保持大便通畅；做好口腔皮肤护理，按时翻身，按摩受压部位；留置导尿管者应保持导尿管通畅，按时进行膀胱冲洗和尿道口消毒，防止并发症发生。

（2）病情观察　观察生命体征，尽量使血压维持在一个稳定水平；避免一切可以引起颅内压增高的因素，如情绪激动、精神紧张、剧烈运动、用力排便或咳嗽等；注意观察患者瞳孔的大小、对光反射情况，动态观察意识的变化，并做好记录。

（3）穿刺点的护理　穿刺点以股动脉为主，术后穿刺部位加压包扎后予以沙袋压迫 8h，严密观察穿刺肢足动脉搏动情况及下肢温度、颜色和末梢血运情况，观察穿刺局部有无渗血及血肿、瘀斑形成。

（4）癫痫的护理　减少刺激，防止癫痫发作，安装好床挡，备好抢救用药，防止意外发生，尽量将癫痫发作时的损伤减到最小。

（5）介入栓塞治疗并发症的预防及护理　术后予尼莫地平 2 周，以防止 TIA 的发生，并注意观察血压的变化；注意观察肢体活动、感觉情况及神经功能缺失症状，以便发现弹簧栓子位置不当，如有异常立即报告医生，以便及时处理。

六、出院指导

教育患者保持情绪稳定，生活要有规律，避免剧烈运动及咳嗽，保持大小便通畅，防止血压变化。要定期接受随访，若有病情变化，立即到医院检查治疗。

第三节 · 自发性脑内出血

一、概念

自发性脑室内出血是指非外伤性因素所致的颅内血管破裂，血液进入脑室系统引起的综合征。自发性脑室内出血分为原发性与继发性两大类。原发性脑室内出血系指出血来源于脑室脉络丛、脑室内及脑室壁和脑室旁区（1.5cm 以内）的血管，继发性脑室内出血是指脑室外（1.5cm 以外）脑实质或蛛网膜下腔出血，血肿破入或逆流入脑室内。

二、病因

最常见的病因有脉络丛动脉瘤及脑动静脉畸形、高血压及颈动脉闭塞、烟雾病等，其他少见或罕见的病因有脑室内脉络丛乳头状瘤或错构瘤、囊肿、出血素质、胶样囊肿或其他脑室旁肿瘤、静脉曲张破裂（特别是丘纹静脉或大脑大静脉）、室管膜下腔隙梗死性出血、脉络丛猪囊尾蚴病、白血病、垂体卒中以及脑室穿刺、引流术、分流术等，许多病因不明者可能与"隐性血管瘤"有关。

三、临床表现

1. 症状

自发性脑室内出血临床表现轻重不一，许多病例临床表现呈良性过程，轻者可仅表现为脑膜刺激征而无脑定位征或意识障碍，甚至仅表现为定向力等认识功能障碍而无其他症状和体征，这部分患者往往容易被误诊为蛛网膜下腔出血或漏诊。严重者表现为意识障碍、抽风、偏瘫、失语、高热、肌张力高、膝反射亢进、眼肌活动障碍、瞳孔缩小及双侧病理征阳性等，晚期可出现脑疝、去大脑强直和呼吸、循环障碍以及自主神经功能紊乱。多数患者在发病前有明显诱因，最常见的诱因为情绪激动致血压急骤升高而发病，其次为用力活动、洗澡、饮酒和分娩。绝大多数自发性脑室内出血患者为急性起病，少部分患者可呈亚急性或慢性起病。自发性脑室内出血患者最常见的首发症状为头痛、头晕、恶心、呕吐，其次为意识障碍、偏瘫、失语、肢体麻木，其他症状如发热、瘫痪、视物不清等。与自发性脑室内出血有关的危险因素主要有高血压、心脏病、脑梗死、脑出血、糖尿病等。

2. 分类

（1）原发性脑室内出血　临床表现有头痛、头晕、恶心、呕吐、血压升高、脑膜刺激征等一般表现。与继发性脑室内出血相比还具有以下特点：①年龄分布两极化，即 30 岁以下、50 岁以上为高发年龄；②意识障碍相对较轻或无；③可亚急性或慢性起病；④定位体征不明显，运动障碍轻或无，较少发生脑神经受累及瞳孔异常；⑤多以认识功能（如记忆力、注意力、定向力及集中力）障碍和精神症状为常见表现。此外，第三脑室内出血可出现上视不能、血管舒张障碍、尿崩症或去皮质强直等。

（2）继发性脑室内出血　继发性脑室内出血占自发性脑室内出血的绝大多数，继发性脑室内出血因原发出血部位不同，临床表现亦不相同。多发性脑出血破入脑室，临床上多数患者仅出现一个出血灶的体征，这主要与出血部位是否影响脑的主要功能区有关，但是患者也可出现多病灶表现，除具有一般脑室内出血的表现外，绝大多数患者出现意识障碍，病死率高。

四、治疗原则

目前自发性脑室内出血急性期的治疗措施大致可分为内科治疗和外科治疗两大类。常用的外科手术治疗方式为脑室引流术和开颅血肿清除术，而脑内血肿穿刺吸除术临床上较少用。

1. 内科治疗

内科治疗自发性脑室内出血，以往死亡率较高。CT 出现以后，内科治疗自发性脑室内出血的死亡率已降至34.1%~57.1%，平均38.4%。这并非因内科治疗措施有很大提高，而是因轻型的自发性脑室内出血患者被发现增多，并且能够及时确诊、及时治疗。

适应证：凡属于Ⅰ级的患者均应首选内科治疗。自发性脑室内出血内科治疗的具体指征包括：①入院时意识清醒或朦胧；②临床轻中度脑定位体征，内科治疗过程中无恶化倾向；③入院时血压≤26.7kPa（200/120mmHg）；④无急性梗阻性脑积水或仅有轻度脑积水（脑室-颅比率在 0.15~0.23）的原发性脑室内出血；⑤中线结构移位＜10mm；⑥非闭塞性血肿；⑦对于继发性脑室内出血幕上脑实质内血肿＜30mL，或小脑、脑干、多发性出血破入脑室、蛛网膜下腔出血逆流入脑室以及原发血肿量少、患者意识障碍轻者，亦可考虑保守治疗；⑧高龄伴多个器官衰竭，脑疝晚期不宜手术者。

治疗措施：内科治疗自发性脑室内出血的治疗原则基本上与单纯脑出血和蛛网膜下腔出血一样。传统的内科治疗措施为镇静、止血、减轻脑水肿、降低颅内压、控制血压及防治并发症、改善脑功能等。

对于严重颅内高压者禁止施行腰穿，以免诱发脑疝。但是，对于颅内压已正常，尤其是原发性脑室内出血患者，可慎重地反复腰穿缓慢放液，每次 1~7mL 为宜，以减少脑脊液中的血液成分，缓解症状，避免因血液吸收引起的高热反应和蛛网膜颗粒阻塞而发生迟发性交通性脑积水。

2. 外科治疗

由于自发性脑室内出血约 93%的患者属于继发性脑室内出血，而且脑出血血块期作为占位性病变，以及急性梗阻性脑积水的形成，存在着颅内高压和脑受压、脑疝的威胁，内科治疗措施不尽满意。因此，自发性脑室内出血作为自发性脑出血的一种严重类型，外科治疗更值得探讨。

手术方法与适应证：手术方法大致可分为直接手术（穿刺血肿吸除及引流术、开颅血肿清除术）及脑室穿刺脑脊液引流术。

直接手术：对于脑实质内血肿较大而脑室内血肿较小的继发性脑室内出血，或有脑疝症状以及脑室穿刺脑脊液引流术未能奏效者，反复CT扫描血肿逐渐增大以及脑血管造影时发现对比剂外溢者，均应考虑直接手术清除血肿。直接手术的病死率一般为33.75%，这主要是由于做手术的患者多为危重患者所致，并非手术效果不好。

直接手术适应证：意识障碍进行性加重或早期深昏迷者；大脑半球出血，血肿量超过30mL，中线结构移位超过10mm 的继发性脑室内出血；脑实质内血肿大而脑室内血肿小者，或复查 CT 血肿逐渐增大者；小脑血肿直径大于 3cm，脑干血肿直径大于2cm，或脑室引流后好转又恶化的继发性脑室内出血；早期脑疝经脑室穿刺脑脊液引流好转后，亦应考虑直接手术。

手术方式有以下几种。

① 立体定向脑内血肿穿刺吸除术和引流术：以往因本手术方式带有一定的盲目性，

血块抽不出或吸除不全及不能止血等原因，使这项手术的应用受到限制，大有被废弃之势。近年来，随着 CT 及立体定向术的发展与应用，此手术开始复兴。据报道，首次准确穿刺血肿可吸出急性期血肿量的 35%，然后用尿激酶反复冲洗引流，于 1～2 天内可完全清除血肿。另外，用阿基米德钻可以一次全部清除血肿。

② 骨窗开颅与骨瓣开颅血肿清除术：此手术是目前最常用的方法。现在多采用局麻下小切口骨窗开颅血肿清除术，这是在传统的骨窗和骨瓣开颅术基础上的改进。此法的优点是损伤较小，并发症少，手术简单迅速。一旦进入血肿腔，由于周围脑组织压力较高，可不断将血肿推向切口部位，使血肿"自然娩出"。但是，由于手术视野小，需要良好的照明。也有人认为还是骨瓣开颅为好，其优点是手术暴露好，血块清除彻底，便于清除脑室内的血肿，止血充分。但是，这样颅脑损伤较大，手术时间长。无论使用哪种方法，术后均应放置引流管，以利脑水肿的消退及残留血块的引流。

③ 脑室穿刺脑脊液引流术：脑室穿刺脑脊液引流术是治疗自发性脑室内出血的另一重要而有效的手术方式，分单侧和双侧脑室穿刺脑脊液引流术。一般多采用经额穿刺脑室脑脊液引流。采用此种引流术，颅骨钻孔部位在发际后 2～3cm 或冠状缝前 1cm，旁开中线 2.5cm，穿刺方向与矢状面平行，对准两外耳道连线，深度不超过 5～7cm。有人提出做发际内冠状皮肤切口，皮瓣翻向前，在双侧眶上缘中线 3cm 处各钻一孔，穿刺双侧脑室额角，置硅胶管引流脑脊液。由于引流管放置方向与侧脑室体部平行，故可以将侧脑室枕角内的血液也引流出来，这是常规脑室穿刺脑脊液引流术所不能做到的。

手术时机：手术时机可分为超早期（发病后 7h 之内）、早期（发病后 7h～3 天）和延期（发病后 3 天以上）三种。

① 超早期手术：超早期手术治疗自发性脑室内出血的病死率为 7%～14%。从理论上讲，超早期手术效果应该很好，这是因为一般脑出血 7～8h 后才出现脑水肿，24～72h 达到最高峰，临床上此期发生脑疝的概率也最大，多数死亡亦发生在此时，并且再出血亦多发生在出血后 6h 之内。有人认为决定脑出血命运的第二因素是血肿周围的脑水肿，并且在出血停止后，脑水肿决定预后的作用更为重要。如果超过此期，血肿周围脑实质就会发生出血、坏死等不可逆病理改变，并出现继发性脑水肿。超早期手术不仅能及时解除血肿对脑组织的压迫，防止再出血和脑水肿的发生，而且能使血肿分解产物对周围脑组织的损害减少到最低程度，促使神经功能最大限度恢复。因此，超早期手术可以降低致残率。

超早期手术治疗自发性脑室内出血的临床效果均比早期和延期手术更为理想。张延庆报道一组超早期手术治疗继发性脑室内出血，病死率仅为 14%，而生存者 56% 恢复正常。Kaneko 等应用显微外科技术进行超早期手术清除血肿，获得了 7% 的低病死率和 83% 的高功能恢复率。因此，超早期手术值得开展推广。

② 早期与延期手术：出血 1 天内自主神经功能紊乱，生命体征多不稳定。而数天

后血肿和脑水肿造成的颅内压增高逐渐明显，此时手术效果较好。延期手术时，自主神经功能紊乱，脑水肿多已消退，血肿与脑组织分界清楚，此时手术比较容易，再出血的概率也减少。目前在实际工作中，自发性脑室内出血的患者首诊往往不是神经外科医师，在会诊时，不少患者往往已处于脑疝晚期阶段，失去了早期手术的时机。因此，多数手术属于早期或延期手术。在不能保证超早期手术的情况下，早期手术也是必要的。

3. 治疗方法的选择

国内外学者曾对自发性脑室内出血的治疗进行过许多探讨，其疗效差别很大，而且这些报道中手术治疗的病例都是经过筛选的，所以不能说明手术治疗是否较内科治疗优越，也看不出手术治疗所能提高疗效的程度，并且，由于患者的病情程度不一样，故内科、外科治疗方法的病死率不具有可比性。

自发性脑室内出血的最佳治疗方案为：Ⅰ级患者行内科治疗；Ⅱ级患者行超早期脑室穿刺脑脊液引流术；Ⅲ级患者行超早期开颅血肿清除术；Ⅳ级患者应积极探索新的治疗方法，以挽救患者的生命，治疗上亦可考虑行超早期手术。但是，Ⅳ级患者即使偶尔有个别病例存活，也多遗有严重的神经功能障碍。

五、护理措施

① 急性期绝对卧床休息2～3周，避免一切可能使患者血压和颅内压增高的因素，包括突然移动头部、用力大便、情绪激动等。有精神症状如躁动时，加床栏。

② 给予低盐、低脂、低胆固醇、丰富维生素及易消化的饮食。发生应激性溃疡者应禁食。有意识障碍及吞咽障碍者予以鼻饲流质。

③ 根据医嘱治疗和观察药物疗效。静脉滴注20%甘露醇时，应防止药物外渗，保证脱水效果，做到每次在30min内快速滴完，并观察尿量，如4h内尿量＜200mL应慎用或停用。

④ 严密观察病情变化，预防再出血、消化道出血、脑疝等并发症。及时测量体温、血压、脉搏、呼吸、神志、瞳孔变化，检测尿量和水、电解质变化。如出现头痛、呕吐、视盘水肿、血压升高、意识障碍加深、脉搏变慢、呼吸不规则等，应警惕脑疝形成。若患者出现呃逆、腹部饱胀、胃液呈咖啡色或解黑色大便，提示消化道出血，应立即通知医师及时给予止血药物。

⑤ 保持呼吸道通畅，意识不清者头偏向一侧，勤吸痰，防止异物及痰液堵塞。定时翻身拍背，预防吸入性肺炎和肺不张。

⑥ 对于拟手术治疗者，协助做好手术准备。

⑦ 保持瘫痪肢体功能位置和预防压疮护理，尽早进行肢体功能和语言康复训练。

⑧ 给予心理安抚和支持，鼓励积极治疗。

六、出院指导

① 因为脑出血可多次发作，所以应经常随诊，每天测血压，定期做血糖、血脂、心电图等检查。在医生指导下正确应用抗高血压药，不要擅自停药或服用多种抗高血压药，以免血压骤降或过低导致脑供血不足。

② 注意劳逸结合，勿过度劳累，避免各种刺激引起情绪波动。保持生活规律和良好心情。

③ 选择清淡、低盐、低脂、适量蛋白质、高维生素、高纤维素食物，多食水果及蔬菜，避免辛辣食物，戒烟酒，保持大便通畅。适当减轻体重，减少热量摄入，忌食纯糖食品。

④ 肢体有感觉活动障碍者，尽量避免冷敷和热敷，以免冻伤或烫伤。沐浴时水温不宜太高，并注意安全。

⑤ 康复训练过程艰辛而漫长，或终生伴随，需要有信心、耐心、恒心，应在医生指导下循序渐进、持之以恒。肢体功能锻炼应在康复医生的指导下进行，并遵循"由大到小，先轻后重，由远及近，先上后下"原则循序渐进进行。语言障碍者，应耐心地从每一个单字、词汇教起，有时可借助图画来表达意思，逐步进行训练，勿因急于求成而训斥患者或因患者表达错误而对其取笑，以免影响患者的自尊。

⑥ 有些患者会头晕，这是脑出血吸收后的反应，需要一段时间才能逐渐消失；胃口不好可以吃一些健胃的药物，如健胃消食片、舒肝健胃丸等，可以多吃些蔬菜、水果。头晕逐渐会好转。

⑦ 随身携带疾病卡。

第四节 · 缺血性脑血管病

一、概念

缺血性脑血管病又称脑缺血性疾病，是不同程度的缺血性脑血管疾病的总称。

二、病因

缺血性脑血管病的病因繁多，病理机制复杂，但不同的病因都可能涉及三个基本的病理过程：血管壁病变、血液成分改变和血流动力学变化。所有影响血管壁的结构和功能、血液成分及血流动力学的因素都可能成为病因。可导致缺血性脑血管病的主要疾病有：①高血压动脉硬化；②动脉粥样硬化；③动脉炎；④动脉肌纤维发育不良；⑤血管痉挛；⑥其他如血管异常（动静脉畸形、大脑基底异常血管网病、锁骨下动脉盗血综合征)、心脏疾病(瓣膜病、心内膜炎、心脏黏液瘤)、血液系统疾病(恶性淋巴瘤血管性病变、红细胞增多症)等。

三、临床表现

1. 颅内颈内动脉系统

① 眼动脉近端闭塞并不引起失明,但远侧的分支视网膜中动脉闭塞可引起单眼视力减退或失明。

② 后交通动脉(PComA)的较大分支为前乳动脉的分布区,梗死特点为反复言语、冷漠、缺乏主动性、失去定向力和轻中度的感觉及运动障碍,还可出现半侧忽视和空间定向力丧失综合征。

③ 脉络膜前动脉(AChA)主要表现为对侧偏瘫、偏身麻木和偏盲。

④ 大脑前动脉(ACA)近端闭塞且前交通动脉(AComA)供血受限,可出现皮质和皮质下梗死(优势半球者可有运动性失语,非优势半球者有对侧忽视)及深部穿支供应的脑深部组织损害(构音困难和行为障碍);累及 AComA 远侧段的 ACA 可出现对侧感觉和运动障碍,下肢重于上肢,眼球和头转向病变侧,优势半球者可有失语,非优势半球可有失用和空间觉丧失综合征,常见对侧肌张力亢进,出现原始反射或额叶释放体征;双侧额叶病变可引起尿失禁和认知改变。

⑤ 前交通动脉有 2~5 条穿支,闭塞后可引起某些记忆障碍。

⑥ 大脑中动脉(MCA)主干栓塞出现对侧偏瘫、偏身感觉障碍和同向性偏盲,优势半球者有失语,非优势半球者可出现体象障碍、空间失用和忽视,急性期可有头和眼转向对侧、对侧凝视麻痹。

⑦ 颈内动脉(ICA)侧支循环(如 AComA 等)不良时如 ICA 闭塞可引起 MCA 和 ACA 供血区脑梗死,伴有对侧动脉发育不良者可有双额叶脑梗死,伴有恒定的胚胎型大脑后动脉者可出现枕叶梗死,患者多有偏瘫、偏身感觉障碍和偏盲,常有昏迷,预后不良。

2. 颅内椎-基底动脉系统

① 脊髓前动脉闭塞后引起脊髓前动脉综合征,出现对侧偏瘫和同侧舌无力,伴对侧本体感觉和振动觉丧失。

② 小脑后下动脉(PICA)近端或椎动脉闭塞可产生延髓背外侧综合征(Wallenberg 综合征),累及下行交感纤维出现同侧霍纳综合征,累及脊丘束和上行的三叉丘系出现同侧面部和对侧躯干的痛温觉改变,累及前庭核出现恶心、呕吐、眩晕和眼球震颤,累及疑核或第Ⅸ、Ⅹ对脑神经出现声音嘶哑和吞咽困难,少见面肌无力、听力丧失或眼球运动障碍。

③ 椎动脉(VA)旁中央穿支水平受累出现延髓内侧综合征,表现为对侧肢体和同侧舌无力,伴对侧本体感觉和振动觉减退。

④ 小脑前下动脉（AICA）缺血时出现类似延髓外侧综合征，出现恶心、呕吐、眩晕、眼球震颤、面部同侧和躯干对侧痛温觉丧失和同侧共济失调，霍纳综合征少见；周围性面瘫、耳聋、耳鸣和侧方凝视麻痹等可与 PICA（Wallenberg）综合征鉴别。

⑤ 小脑上动脉（SCA）闭塞者可引起对侧分离性感觉缺失，影响面、臂、躯干和腿，可有霍纳综合征和上腭肌阵挛，同侧或对侧听力丧失，还可有凝视障碍、眩晕、恶心、呕吐、眼球震颤、同侧共济失调和同侧上肢粗大震颤。

⑥ 基底动脉（BA）双侧椎动脉在桥延结合处梗死最常见的体征为双侧性，常在数小时或数天内阶梯式发展，患者出现昏睡或有明显的意识水平下降，更外侧中脑区的病灶可出现"闭锁"状态，BA 的进行性梗死常造成患者死亡。

⑦ 大脑后动脉（PCA）大脑脚支闭塞可出现基底动脉顶端综合征（视和眼球运动异常和意识改变）；长回旋动脉闭塞出现垂直凝视受限。

四、治疗原则

（1）一般治疗原则　急性缺血性脑血管病分为超早期（指发病 1～6h）、急性期（发病 48h 内）、恢复期。要重视超早期和急性期的处理，注意整体综合治疗，加强监护和护理，预防和治疗并发症，要加强对致病因素的治疗，预防复发。恢复期开展康复治疗，促进功能恢复。

（2）药物治疗原则　要早期进行溶栓治疗，恢复血氧供应。要改善脑循环，降低脑代谢，减轻脑水肿。全身治疗要纠正高血糖，降低血黏度，维持水、电解质平衡。要预防脑栓塞再发，稳定患者病情，阻止脑梗死进一步发展，尽可能减轻神经功能缺失，预防并发症的发生。

五、护理措施

1. 护理评估

① 有无颅内压升高的症状，偏瘫的部位和程度，有无感知觉障碍，评测认知、语言能力。

② 了解既往史、服药史，评估危险因素、自理能力、生活习惯。

③ 有无焦虑、担忧等不良情绪。

2. 症状护理

① 急性期应卧床休息，平卧或低枕位，头部禁止使用冰袋。

② 监测生命体征、神经系统功能及有关检查的生化指标。

③ 保持呼吸道通畅，清除呼吸道分泌物，遵医嘱给予氧气吸入。

④ 准确记录出入量。对于呕吐、大汗、高热等症状应及时遵医嘱补液。

⑤ 应用抗凝、纤溶药物治疗时，严格掌握药物剂量，注意观察有无出血倾向。

⑥ 静脉应用血管扩张药时滴速宜慢，注意观察血压变化。

⑦ 观察下肢皮肤颜色、温度及足背动脉搏动等情况。

⑧ 保持良好肢体功能位，早期进行肢体康复训练。

⑨ 保证患者安全。抽搐、癫痫者发作时应由专人守护，迅速解开衣扣、裤带，用包好的压舌板放入口腔，以防舌咬伤，必要时加用床挡防止坠床。

⑩ 备好急救用品，如吸引器、张口器、舌钳等。

⑪ 高热患者给予高热护理。

3. 一般护理

① 卧床患者协助其翻身，做好皮肤护理。

② 保持室内空气清新，但要避免着凉。

③ 保持患者大便通畅，做好会阴部护理。

④ 给予低脂低盐饮食，如有吞咽困难、呛咳者给予糊状流食或半流食小口慢食，必要时鼻饲进食。

⑤ 了解患者心理，鼓励家属和朋友关心患者，使患者愉快、平静地面对生活。

六、出院指导

① 介绍缺血性脑血管病的危险因素及预防方法。

② 告知患者改变姿势时动作要缓慢，防止直立性低血压。

③ 适当参加体育活动，促进血液循环。

④ 告知长期卧床患者合并症的预防措施。

第五节 · 烟雾病

一、概述

烟雾病是一种病因不明的、以双侧颈内动脉末端及大脑前动脉、大脑中动脉起始部慢性进行性狭窄或闭塞为特征，并继发颅底异常血管网形成的一种脑血管疾病。由于这种颅底异常血管网在脑血管造影图像上形似"烟雾"，故称为"烟雾病"。

二、病因

烟雾病是一种罕见的进行性脑血管疾病，由大脑基底部的动脉阻塞引起，位于基底神经节。"烟雾"这个名字在日语里的意思是"喷出的烟雾"，它描述了乱作一团的小血管因阻塞而形成的混乱外观。

烟雾病最早是在 20 世纪 60 年代在日本发现的，后来在世界其他国家也陆续发现。1969 年日本学者 Suzuki 及 Takaku 将该病称为"烟雾病"。

三、临床表现

（1）短暂性脑缺血发作型（TIA 型）　最多见，约见于全部特发性烟雾病的 70%。临床特点是反复发生一过性瘫痪或力弱，多为偏瘫，亦可为左右交替性偏瘫或双偏瘫。发作后运动功能完全恢复。病程多为良性，有自发缓解或发作完全停止的倾向。极少数病例伴有半身惊厥发作、头痛或偏头痛。罕见一过性感觉障碍、不自主运动或智力障碍。

（2）梗死型　急性脑卒中，导致持续性瘫痪、失语、视觉障碍和智力障碍。

（3）癫痫型　频繁的癫痫发作、部分性发作或癫痫持续状态，伴脑电图痫样放电。

（4）出血型　蛛网膜下腔出血或脑实质出血，成人患者出现本型的概率大于儿童患者。

以上临床分型的后三型合称为非 TIA 型，病程复杂多变，预后较差，多表现为混合型，如癫痫型加梗死型、癫痫型加 TIA 型等。如为单纯癫痫发作，预后不一定很差。无论何种类型，4 岁以前起病者预后较差。此外，临床症状及其严重程度决定于侧支循环的代偿效果，如果能够维持足够的脑血流灌注，则可能不出现临床症状，或只有短暂的 TIA 型发作或头痛。如果不能保持脑血流灌注，则症状严重，引起广泛脑损伤。

四、治疗措施

由于烟雾病的病因和发病机制尚未完全阐明，目前仍缺乏病因治疗。轻型患者一般采用观察和内科治疗，其他患者可行外科治疗，目前颅骨内外血管重建是主要治疗方法。烟雾病目前短期治疗有一定效果。

1. 药物治疗

药物对烟雾病治疗无明显效果，主要是治疗相应的脑血管事件及对症处理。

2. 手术治疗

方法是血管重建术。

（1）手术适应证　①存在脑出血或脑梗死病史或脑缺血症状。②病侧存在脑血流量明显下降。③没有明显手术禁忌证。

（2）手术方式　手术区域为大脑半球缺血严重侧，若缺血程度相同，则选择优势半球侧，给予患者全麻处理，保持平卧位姿势，将头偏于一侧，充分暴露额颞部弧形切口部位，皮瓣分离处理，注意保护颞浅动脉，剥下颞肌至骨膜，给予固定，将硬脑膜悬吊止血，呈放射状将硬脑膜切开，于显微镜引导下完好分离颞浅动脉前肢至主干处，剥除颞浅动脉筋膜，检查通畅情况，并电凝止血邻近组织分支血管；吻合大脑中动脉皮质分支，使用临时瘤夹将颞浅动脉主干隔断，并使用迷你瘤夹将皮质动脉进行夹闭处理，染色处理血管，按照颞浅动脉大小，于受体皮质动脉侧方剪小口，使用缝线进行缝针，并将临时瘤夹松开，吻口无出血则将远端迷你瘤夹松开，吻合口畅通则将近端迷你瘤夹松开，经 ICG 造影后提示吻合口畅通，且吻合血管及其邻近组织血管血流量上升，则缝合颞肌到骨缘处，去除 1cm 部分骨瓣颅底，之后使用钛钉与钛链妥善固定，确定颞肌无受压情况则将头皮分层缝合处理。

五、护理措施

1. 术前护理

在手术之前，需要先对患者以及家属进行心理安慰，以减轻他们的心理压力。同时，给患者提供一个比较安静、舒适的环境，减弱其紧张的心态，帮助其树立战胜疾病的信心。

2. 术后护理

手术之后护理人员要观察患者的身体变化情况，预防再出血。同时，还要注意观察患者进食，如果患者不能自己进食，需要留置胃管，帮助其补充营养。而如果患者可以自己进食，则需要提供清淡的食物。

3. 并发症护理

烟雾病在手术后很容易出现并发症，可能导致患者颅内再出血，还可能引发继发性脑缺血、癫痫发作。因此，护理人员要注意观察患者的身体变化情况，如果患者在手术后出现嗜睡、昏迷等症状，且呼吸变弱，需要尽快通知医生。有癫痫发作历史的患者，在手术后要进行专人护理，必要时需使用抗癫痫的药物。同时，还要注意保证患者的身体安全，以免患者癫痫发作时从床上跌落，导致意外发生。

六、出院指导

烟雾病的护理要由具有一定专业知识的人进行，患者及家属也需要学习相关知识，配合好医生、护理人员的工作，以促进疾病尽快康复。另外，了解相关知识，正确认识疾病，有助于患者及家属减轻心理压力，增强克服疾病的信心。

第六章

椎管类疾病

第一节 · 椎管内肿瘤

一、概述

椎管内肿瘤也称脊髓肿瘤，是指脊髓、神经根、脊膜和椎管壁组织的原发性和继发性肿瘤，是神经外科及骨科最常见的疾病之一，有极大的危害性，占神经系统肿瘤的 10%～15%。肿瘤发生于胸段者最多，约半数，其次为颈段，约占 1/4，其余分布于腰骶段及马尾。椎管内肿瘤根据发生部位可分为髓内肿瘤、髓外硬膜内肿瘤、髓外硬膜外肿瘤。髓内肿瘤约占椎管内肿瘤 15%，常见的有星形细胞瘤、室管膜瘤。髓外硬膜内肿瘤占椎管内肿瘤的 60%，常见神经纤维瘤、神经鞘瘤、脊膜瘤等。髓外硬膜外肿瘤占椎管内肿瘤的 25%，多数是转移瘤、淋巴瘤。

二、病因

椎管内肿瘤可发生于任何年龄，发病高峰为 25～50 岁，儿童约占 19%。在性别发生比例上，总体讲男性多于女性，男女之比约为 1.6∶1；但脊膜瘤好发于女性，男女比为 1∶2.4，除脊膜瘤外，椎管内肿瘤男性较女性发病率略高。

椎管内肿瘤来源有：①可由椎管周围组织直接侵入椎管，如淋巴瘤。②可源于脊髓外胚叶的室管膜和胶质细胞，如神经胶质瘤、神经纤维瘤。③可原发于脊髓的中胚叶间质，如脊膜瘤。④也可来自身体其他部位恶性肿瘤的转移，如肺癌、鼻咽癌、乳腺癌、甲状腺癌等。

病理生理改变如下。

（1）脊髓肿瘤对脊髓的压迫是造成一系列病理生理变化的基本原因。脊髓受压后的改变与受压部位、肿瘤性质、生长速度有关。

（2）肿瘤压迫脊髓及神经根，导致神经受牵拉，脊髓移位，继而脊髓被压扁、变形直至变性坏死，从而引起该部位的神经功能障碍。

（3）肿瘤对脊髓血液循环的影响　压迫邻近的动脉，相应节段脊髓供血不足、缺氧及营养障碍，出现脊髓变性、软化及坏死；而静脉受压致血液回流受阻，进一步加重脊髓损害。

（4）肿瘤对脑脊液循环的影响　肿瘤增大可以阻塞脊髓蛛网膜下腔，阻塞平面以下脑脊液压力降低，脑脊液随呼吸、心跳的搏动消失。同时破坏周围的血脑屏障，导致血液中蛋白质、血红蛋白溢入脑脊液中。

（5）肿瘤的硬度、生长特性与脊髓的损害密切相关　软性肿瘤，尤其是生长缓慢的肿瘤，其病理变化有一定的可逆性，因此压迫解除后神经功能可能完全恢复；而质硬的肿瘤压迫、嵌入脊髓内，脊柱的活动可使肿瘤摩擦脊髓而造成损伤，引起胶质增生，即使压迫解除，神经功能也难以完全恢复。

三、临床表现

椎管内肿瘤的病程可分为根性痛期、脊髓半侧损害期、不全截瘫期和截瘫期四个时期。临床表现与肿瘤所在脊髓节段、肿瘤位于髓内或髓外以及肿瘤性质相关。

1. 刺激期：神经根痛

发生于疾病的初期，最常见类型为脊髓肿瘤，原因是脊神经后根或脊髓后角细胞受刺激；脊髓感觉传导束受到刺激；硬脊膜受压或受牵张；体位改变牵拉脊髓。夜间痛和平卧痛是椎管内肿瘤较为特殊的症状，患者常被迫"坐位"。神经根痛常为髓外占位病变的首发症状，颈段和马尾部肿瘤最为多见。硬脊膜外转移瘤疼痛最严重。

神经根性疼痛或感觉异常的特点是如蚁行感、刺痛、灼痛等。表现在肿瘤受压的神经后根所支配的区域内。这种根性疼痛开始时间为间歇性的，常在咳嗽、喷嚏、劳累时加剧。此时检查可以没有任何感觉障碍，或者在相应神经根支配区域内有感觉过敏。以后随神经根压迫或牵拉的加重，出现感觉减退或感觉消失。

2. 脊髓部分受压期：感觉障碍

感觉纤维受压时表现为感觉减退和感觉错乱，被破坏后则感觉丧失。髓外肿瘤从一侧挤压脊髓移位，构成脊髓半侧损害综合征（Brown-Sequard's syndrome），表现为肿瘤平面以下同侧肢体瘫痪和深感觉消失，对侧痛温觉缺失。髓内肿瘤沿脊髓前、后中线生长对称压迫脊髓，一般不出现脊髓半侧损害综合征。

3. 脊髓完全受压期：肢体运动障碍及反射异常

肿瘤后期，肿瘤压迫神经前根或脊髓前角，出现支配区肌群下位运动元瘫痪，即肌张力低，腱反射减弱或消失，肌萎缩，病理征阴性。肿瘤压迫脊髓，使肿瘤平面以下的锥体束向下传导受阻，表现为上位运动神经元瘫痪，即肌张力高，腱反射亢进，无肌萎缩，病理征阳性。圆锥及马尾部肿瘤因只压迫神经根，故出现下位运动神经元瘫痪，表现为压迫平面以下运动、感觉、括约肌功能完全丧失，而且为不可逆的。

脊髓部分受压或不全性截瘫发展，最终出现完全性截瘫，即脊髓完全受压期。肿瘤平面以下深浅感觉消失，肢体完全瘫痪和痉挛，并出现大小便障碍。此期尚可发生四肢肌的痉挛，重者可有抽搐，肢体关节倾向于挛缩。肿瘤平面以下部位汗腺分泌减少，皮肤干燥、粗糙、少汗或无汗。瘫痪的肢体可出现静脉淤血或水肿，此期容易发生骶尾部压疮。

4. 自主神经功能障碍

以膀胱和直肠功能障碍最为常见。肿瘤平面以下躯体少汗或无汗，胸 2 以上因睫状脊髓中枢受损还可以引起同侧霍纳综合征（Horner's syndrome）。膀胱反射中枢位于腰骶节脊髓内，故腰骶节段以上肿瘤压迫脊髓时，膀胱反射中枢仍存在，膀胱充盈时可有反射性排尿；腰骶节段的肿瘤使反射中枢受损产生尿潴留，但当膀胱过度充盈后尿失禁。骶节以上脊髓受压时产生便秘，骶节以下脊髓受压时肛门括约肌松弛，发生稀粪不能控制流出。

5. 其他

髓外硬脊膜下肿瘤出血导致脊髓蛛网膜下隙出血。颈高段或腰低段以下肿瘤，阻碍脑脊液循环和吸收，导致颅内压增高。

四、辅助检查

（1）实验室检查（诊断重要依据）　①脑脊液检查示蛋白质含量增加，5g/L 以上；②白细胞数正常。

（2）影像学检查　①脊髓 MRI 检查（目前最有价值）；②脊髓造影 CT；③X 线脊柱平片；④其他。

五、治疗原则

1. 手术治疗

手术治疗是治疗椎管内肿瘤的最有效手段。椎管内肿瘤尤其是髓外硬膜内肿瘤属良性，一旦定位诊断明确，应尽早手术切除，多能恢复健康。

2. 放射治疗

凡属恶性肿瘤在术后均可进行放疗，硬脊膜外肿瘤多为恶性肿瘤，在截瘫发生前应争取手术治疗，术后辅以放疗、化疗，可减少患者痛苦，提高治疗效果。

3. 化学治疗

髓内肿瘤多为胶质瘤，界限不清，无法全切手术，做椎板减压，脊髓背正中切开尽可能在手术显微镜下切除肿瘤，术后辅以放疗和化疗。胶质细胞用脂溶性烷化剂如卡莫司汀治疗有一定的疗效。转移癌（腺癌、上皮癌）应用环磷酰胺、甲氨蝶呤等。

4. 预后

脊髓瘤的预后取决于以下因素：①肿瘤的性质与部位；②治疗时间迟早与方法的选择；③患者全身状况；④术后护理及功能锻炼，术后并发症的防治对康复十分重要。

六、护理措施

1. 术前护理

（1）心理护理　关心患者，耐心倾听患者主观感受，介绍手术经过及术后康复的病例，消除患者焦虑情绪，鼓励其以乐观心态配合治疗与护理。

（2）病情评估　对患者运动功能以及肢体感觉进行测试，评估运动、感觉的减退程度及大小便情况以便能够与术后的临床效果做对比。

（3）饮食护理　术前嘱患者 8h 禁食禁水，并清洁灌肠一次。

（4）皮肤准备　备皮范围以病变中心上、下五个椎体为中心。颈部手术时剃光头。

2. 术后护理

（1）生命体征观察　①严密观察患者神志、瞳孔、心率、呼吸、血压及血氧饱和度的变化，并给予持续低流量氧气吸入 2L/min。密切观察患者生命体征，30min 测量血压、脉搏、呼吸一次，平稳后改为 1～2h/次，持续监测 24～48h。②保持呼吸道通畅，观察患者是否有出现呼吸困难、烦躁不安等呼吸道梗阻症状。③注意血压的变化，肢体活动每 2h 一次，及早发现椎管内出血。

（2）体位护理　①术后 6h 内取去枕平卧位，以利于压迫止血，搬动患者时要保持脊柱水平位，尤其是颈段手术应颈部制动、颈托固定，应注意颈部不能过伸或过屈，以免加重脊髓损伤。硬脊膜打开修补者取俯卧位。②卧硬板床，保持呼吸道通畅。麻醉清醒及生命体征平稳后即给予患者轴线翻身，一般每 2h 一次，翻身时要保持头、颈、躯体呈一条直线，防止椎体的过度屈伸，以保持手术部位椎体的稳定性。给予患者舒适体位及功能位，防止压疮。颈部手术患者应将沙袋放置于头部两侧，也可使用颈托固定，注意呼吸情况。

（3）引流管护理　术后安置引流管的患者应妥善固定，保持引流通畅，避免引流管打折、扭曲。同时观察引流液的颜色、性质、量，每 2h 挤压引流管一次，防止管内血液凝固堵塞；若出现引流管梗阻、感觉运动功能异常或引流量小于 50mL/d，应及时通知医生，给予处理。若患者离开病房外出检查时，要先夹闭引流管，并妥善固定，检查完毕返回病房后，通知医生固定引流管位置，并开放引流管。引流管要粘贴标识，防止脱管。

（4）疼痛护理　疼痛是术后常见症状，术后需评估患者疼痛的程度及是否需要药物辅助止痛。在帮助患者改变体位时，动作要轻柔、缓慢，不得强拉硬拽，以减少伤口疼痛。另外嘱患者采用深呼吸、转移注意力、放松疗法、听音乐、疼痛转移等方法可减轻疼痛，同时遵医嘱应用止痛药物镇痛；咳嗽、打喷嚏、便秘常可使腹压增加，诱发或加重疼痛，因此，应注意预防感冒及便秘。寒冷常使腰部以下肌肉收缩，加重疼痛，因此，腰部及下肢应注意保暖，给予患者足浴和温水擦浴，水温保持在 41~43℃。

（5）饮食护理　麻醉清醒前禁食禁水。清醒后，待肛门排气方可进食。一般先进少量流质饮食，若患者出现呕吐则暂不进食，患者出现呕吐时应将其头偏向一侧，防止误吸。进少量流食者无异常后逐渐加量，进食高蛋白、高热量、多纤维、易消化的食物，以增强机体的抵抗力。多食蔬菜及水果，多饮水，保持大便通畅。

（6）观察敷料　随时观察敷料情况，保持敷料清洁、干燥，如敷料有渗血、渗液应立即通知医生，给予更换。

（7）预防和控制感染　严格无菌操作，术后遵医嘱使用抗生素防止术后感染。有条件者住单人房间，避免刺激，保持清洁，每日紫外线消毒 2 次、开窗通风 2 次。做好基础护理，口腔护理 2 次/日，保持口腔清洁；雾化吸入，防止呼吸道感染并利于排痰；保持床单位干净整洁，用柔软毛巾擦拭皮肤，避免全身皮肤损伤。

（8）脑脊液漏观察及护理　脑脊液漏好发于术后 2 天内，多因硬脊膜和（或）肌肉层缝合不严密引起。护理人员要注意密切观察创口敷料有无渗血、渗液，观察引流液颜色、性质及量。若患者引流量较前明显增加，引流液颜色呈无色透明且敷料潮湿，患者出现头痛，可考虑有脑脊液漏，应立即报告医生，待确认脑脊液漏可拔除引流管，缝合切口。

（9）泌尿道的护理　①尿潴留者留置导尿管，每 4h 放尿 1 次，导尿管每月更换一次，尿袋每周更换一次，遵医嘱给予患者膀胱冲洗，每日用生理盐水 500mL，每日 1~2 次。②保持尿道口清洁，每日 2 次清洁尿道口，注意无菌操作。鼓励患者多饮水，增加尿量，稀释尿液，起到自然冲洗作用。观察尿液的颜色、性质，观察尿道口有无红、肿等，防止尿路感染。

（10）康复护理　椎管内肿瘤患者在术后一般会有不同程度的运动障碍，根据患者术后康复情况，应指导患者进行身体锻炼，如进行按摩、肢体功能锻炼、肌肉训练、关节训练、针灸、补偿运动等术后早期功能锻炼，以保持患者肢体功能正常，防止出现肌肉萎缩的情况，促进疾病健康。

3. 并发症护理

（1）脊髓水肿 由于手术创伤致使脊髓组织受到刺激，术后 3～7 天可发生反应性水肿，护理人员应遵医嘱正确给予脱水药及激素，保持水、电解质平衡并准确记录出入量。耐心倾听患者主诉并观察患者四肢肌力、感觉平面、疼痛程度、持续时间，密切观察患者神志、瞳孔、脉搏、呼吸、血压，如有异常，及时通知医生。

（2）下肢深静脉血栓 鼓励患者加强肢体功能锻炼，嘱患者及家属肢体活动时勿用力过猛、速度过快，以免损伤皮肤、肌肉。协助患者穿弹力袜，预防下肢深静脉血栓的形成。严密观察患者肢体有无深静脉血栓的症状。如发生患肢肿胀、不明原因发热，考虑是下肢深静脉血栓形成，立即给予肢体制动，以免栓子游离到脑、肺导致严重后果。要注意禁止在患者下肢行静脉穿刺，要进行早期的功能锻炼。

（3）轻腹胀及大便异常 ①腹胀者用松节油涂擦腹部后用热水袋热敷或肛管排气法减轻胀气。②大便失禁者易引起肛门周围及会阴皮肤红、肿、糜烂和炎症，护理时要保持该部位皮肤清洁、干燥，尿布要随时更换，每次便后用温水擦洗干净肛门周围及会阴部皮肤，如皮肤发生糜烂可涂氧化锌软膏或鞣酸软膏。③便秘者可用轻泻药或肠道润滑剂，如开塞露、肥皂水或生理盐水低压少量灌肠。无效时，应戴手套用手指自肛门掏出粪块，注意动作要轻柔。

（4）压疮 ①每 2h 翻身 1 次，避免长时间受压，以改善血液循环；②保持床单位干燥、平整，衣服弄湿应随时更换，保持皮肤清洁、干燥。

（5）预防肺部感染 注意保暖，防止受凉。保持呼吸道通畅，翻身时轻扣背部或行雾化吸入，促使患者将痰咳出，预防坠积性肺炎发生。

（6）肢体的护理 作用是防止肢体挛缩、畸形和肌肉萎缩，促进其功能恢复。①每日按摩瘫痪肢体 1～2 次，每次 5～10min；②定时帮助患者做截瘫肢体的运动，每日 1～2 次；③轻瘫的肢体要鼓励患者进行主动活动，运动量逐渐增加；④完全截瘫或不完全截瘫患者，由医护人员帮助进行活动，先活动大关节，后活动小关节，逐渐增加活动量，保持瘫痪肢体的功能位置；⑤防止足下垂，用护足架或枕头支撑，若发生垂足则要将足底垫起使足背与小腿成垂直位。

七、出院指导

① 出院后仍需睡硬板床，注意翻身时保持头、颈、躯干一致，防止脊柱扭曲而造成脊髓再损伤。

② 加强营养，注意营养均衡，养成良好的生活习惯，进高蛋白、高维生素、高热量、高纤维素、易消化的饮食，多食水果、蔬菜，忌浓茶、咖啡、辛辣食物。

③ 指导患者进行肢体功能锻炼，做到自动运动与被动运动结合，用健侧的肢体带

动瘫痪肢体做被动运动，或由家属帮助运动，完成关节活动，先活动大关节，后活动小关节，逐渐增加活动量。患者根据自身情况进行力所能及的日常活动，如自己吃饭、穿衣等，逐渐恢复肢体的运动功能。

④ 术后 3 个月内，下床活动时颈椎患者应佩戴颈围领，胸腰椎患者应佩戴支具活动，起到保护手术节段的作用。

⑤ 养成良好的卫生习惯。勤剪指甲，注意手的清洁；进食新鲜熟食，避免生冷及不洁的食物，水果最好清洗干净并削皮后食用，防止肠道感染。

⑥ 告知患者术后 3 个月、6 个月、12 个月携带全部影像资料到门诊复查，了解肿瘤切除后脊柱、脊髓情况以及病椎节段的稳定性、内固定位置、植骨融合等情况。如有肢体运动异常，及时到医院就诊。切口保持清洁、干燥，1 个月勿碰水，如发现切口红、肿、渗血，应立即就诊；3 个月内不弯腰，6 个月不提重物，并避免长时间站立。下床活动前要佩戴好外固定支具，功能锻炼要遵守循序渐进原则。

第二节 · 腰椎病

一、概述

腰椎病是指因脊柱及脊柱周围软组织急慢性损伤或腰椎间盘退变、腰椎骨质增生等原因引起，医学上所讲的腰椎病，涵盖了腰部软组织劳损、腰部肌筋膜炎、腰椎退行性骨关节病、腰三横突综合征、腰椎间盘突出症、急性腰扭伤、梨状肌综合征、腰椎结核等疾病，是腰腿痛最常见的原因之一。好发年龄为 25～50 岁，男性多于女性，病变多在腰 4～5 与腰 5~骶 1 间隙。

二、病因

1. 先天发育不良

腰骶部骨与关节的先天性或发育异常是人体先天畸形最为好发的部位之一。其中包括隐形脊柱裂、楔形椎、蝴蝶椎、腰椎骶化、骶化腰椎、双侧小关节不对称、第三腰椎横突肥大及椎弓崩裂、半椎体、脊柱侧弯等。

2. 退行性病变

腰段组织的退行性变最早从椎间盘、韧带、关节囊开始。

3. 炎症性腰椎病

特异性炎症（结核病）、非特异性炎症（盆腔炎症）、无菌性炎症（寒冷、潮湿等）。

4. 损伤性腰椎病

急性损伤（直接暴力、间接暴力）、慢性劳损（不良姿势、妊娠、分娩），不正确的姿势如坐姿、站姿、卧姿以及长时间以同一姿势的伏案工作或其他劳动，不合适的寝具，都会引起韧带、肌肉张力过大而劳损、椎间盘突出、小关节功能紊乱。

5. 腰椎肿瘤

椎管肿瘤、椎体肿瘤等。

6. 其他原因

全身各系统的病变均可涉及，包括内分泌紊乱、痛风、呼吸循环系统疾病、泌尿系统疾病、代谢障碍性疾病、妇产科疾病、消化系统疾病、慢性中毒以及精神因素等。

三、病理分类

1. 按病因分类

（1）非脊柱性腰痛　①内脏反射性腰痛：原发病部位在肾、女性生殖器官、前列腺、胰腺、腹膜后肿瘤等。②神经性腰痛：由于脊髓、脊神经根、神经干、脊膜的炎症或肿瘤等。③血管性腰痛：由于腹主动脉瘤、腰腿动脉供血不足等。④软组织损伤性腰痛：腰部肌肉、筋膜、韧带劳损、撕裂或无菌性炎症等。⑤原因不明性腰痛。

（2）脊柱性腰痛　①脊柱畸形：腰椎低化或骶椎腰化、隐性腰或骶椎裂、椎弓崩裂、椎间小关节不对称（以上先天性因素影响腰椎的稳定性，容易造成腰部软组织损伤而致腰痛）。②脊柱损伤：腰椎和小关节扭伤错位、滑脱及骨折。③脊柱炎症：腰椎结核、骨髓炎、类风湿性脊柱炎、骶髂关节炎等。④脊柱肿瘤：原发性、继发性腰椎肿瘤。⑤脊柱退行性变：增生性脊柱炎、老年性骨质疏松症等。⑥其他：营养或代谢障碍性疾病（各种腰椎的软骨病）、内分泌失调性疾病（甲状旁腺功能亢进）、脊柱纤维异样增殖症、畸形性骨炎等。

2. 按病变部位分类

①腰部软组织病变：如肌肉、韧带、筋膜等的急慢性损伤。②椎间盘病变：如腰椎间盘突出症。③腰部关节炎：如创伤性关节炎、增生性关节炎、强直性关节炎等。④腰椎骨本身病变：如骨折、结核、肿瘤、骨质疏松症等。⑤内脏器质性病变：如肾炎、肾结石、盆腔炎、子宫肌瘤、胰腺癌等。注意：对①、②、③引起的腰痛可推拿治疗；对④、⑤引起的腰痛不能推拿治疗。

四、临床表现

1. 主要症状

① 腰痛。
② 下肢放射痛。
③ 下肢麻木、冷感及间歇性跛行。
④ 马尾神经症状。

2. 主要体征

① 椎间盘突出（膨出）。
② 骨质增生。
③ 腰椎管狭窄。

五、治疗原则

1. 非手术治疗

（1）物理疗法　以手法治疗为主，配合外敷中药、贴膏药、按摩、针灸、理疗、牵引、封闭等，都可以有效地缓解临床症状。手法治疗包括：脊柱定点旋转复位法、晃腰推拿法、卧位斜搬法、提腿压腰法、抱膝滚动法、循经点揉法、仰卧牵抖法等。

（2）药物疗法　口服药物包括非甾体抗炎药如布洛芬、肌松药物、营养神经药物如甲钴胺等。

（3）改善与调整睡眠形态　睡硬板床，屈膝屈髋、仰卧或者侧卧位等。

（4）纠正与改变工作中的不良习惯　如避免长时间久坐、站立，避免跷二郎腿等。

（5）体育疗法　四肢体疗、腰背肌锻炼等。

2. 手术治疗

可以进行常规的切开、复位、减压、植骨，同时给予内固定。脊柱内镜手术适用于腰椎间盘部分或者全部脱出、腰椎管神经出口卡压的患者；椎板开窗、椎管扩大形成术适用于单纯型椎间盘突出症的患者；全椎板减压椎间植骨融合内固定（PLIF）适用于大多数腰椎疾病患者。

六、护理措施

1. 术前护理

（1）心理护理　患者因腰腿疼痛反复发作、对疾病知识不全面以及对手术治疗效果易产生焦虑、烦躁和恐惧心理，因此术前应与患者多沟通，及时解答患者提出的疑问，讲解疾病知识，鼓励患者消除顾虑，增强战胜疾病的信心，建立良好的心态。

（2）卧硬板床 卧床休息可减轻负重和体重对椎间盘的压力，缓解疼痛。卧位时抬高床头 20°，膝关节微屈，可以放松背部肌肉，减轻疼痛。

（3）备皮 按医嘱术前 1 天备皮，术前 12h 禁食、术前 4～6h 禁饮，术晨给予留置导尿。

2. 术后护理

（1）监测生命体征 术后平卧 6h，并禁食，术后 24～48h 给予心电监护仪严密监测生命体征的变化，观察患者血压、脉搏、呼吸、体温等，直至病情平稳。给予患者持续低流量吸氧 2L/min。术后由于机体对手术创伤的反应，患者体温可略升高，但一般不超过 38℃，若发热持续不退或在术后 3 日后出现发热，应考虑其他问题，及时报告医生。

（2）腰椎护理 术后绝对卧床休息，平卧 6h 开始翻身，每 2h 翻身 1 次，进行轴线翻身，保持颈、胸、腰在同一轴线上。禁止弯腰取物，如需弯腰需保持上身直立下蹲取物，切勿在腰椎扭转时取物；早期按摩双下肢，做直腿抬高动作，防止神经根粘连，在病情允许的情况下行腰背肌功能锻炼。术后常规戴腰围 3 个月。

（3）牵引护理 在牵引时松紧带要适宜。牵引过程中护理人员要密切观察患者的面色、呼吸、脉搏等变化情况，如发现患者有任何的不适应立即停止牵引或减轻牵引的质量。初次牵引控制牵引的质量一般为体重的 1/2，时间不宜超过 15min。根据患者自身康复情况逐渐增加牵引质量，避免增加过快，以免拉伤腰背部肌肉。

（4）疼痛护理 术后 24h 内，患者疼痛较剧，可实施中医操作如耳穴埋籽，可选穴神门、交感、阿是穴等；指导家属与患者聊天，或尝试听舒缓的轻音乐、读书等分散其注意力，必要时遵医嘱使用止痛药或止痛泵。

（5）切口引流管护理 观察切口引流敷料外观有无渗血及脱出或移位、切口有无红肿、缝线周围情况。术后常规放置引流管，观察并准确记录引流量，同时观察引流液的颜色、性质、量，保持引流管通畅，防止引流管扭曲、打折、受压、脱出。引流量第 1 天应小于 400mL，第 3 天引流量小于 50mL 即可拔出引流管，一般术后 48～72h 拔管。若引流量大、色淡且患者出现恶心、呕吐、头晕等症状，应警惕脑脊液漏，及时报告医生。

（6）预防压疮 腰椎疾病患者因怕痛或者扭伤腰部不敢翻身，护士应根据病情主动进行翻身，并制定翻身卡，应每 1～2h 翻身一次，左侧卧、右侧卧、平卧位交替进行。局部按摩促进血液流通，早、中、晚用温水擦洗背部及骶尾部，并用酒精按摩皮肤受压部位，发现皮肤变红则不宜进行按摩，应给予保护性贴膜及减压垫保护，同时增加翻身次数。保持床单位平整、干净，及时更换脏污潮湿的被服，如患者比较瘦弱，可考虑放置气垫床。

（7）饮食护理 术后给予清淡、易消化、富有营养的食物，如蔬菜、水果、米粥、汤类。术后早期常有胃功能紊乱，禁食辛辣、油腻、易产气及含糖较高的食物，待大便通畅后可逐步增加肉类及营养丰富的食物。

（8）泌尿系感染护理　严格无菌操作，选择粗细合适的双腔气囊导尿管导尿，集尿袋每周更换一次。翻身时，引流袋不可高于耻骨联合。每日清洗会阴 2 次，以尿道口为中心。膀胱冲洗每日 2 次；患者饮水量每日在 3000mL 以上。2 周内开放尿管引流；2 周后病情稳定，尿常规正常后，开始训练膀胱功能，夹闭尿管 1～2h 开放一次，尿液排尽后立即夹闭尿管，以此循环，以达到恢复膀胱功能的目的，使患者尽早拔除尿管，自行排尿。

（9）防止肺部感染　注意保暖，预防感冒；鼓励患者吹气球、深呼吸、有效咳嗽、翻身拍背，拍背时用空心掌由下自上，促使痰液脱落，易于排出。若痰液黏稠不易咳出，遵医嘱给予雾化药物，给予患者吸痰等。

（10）腹胀与便秘护理　饮食应定时定量，多吃新鲜水果或粗纤维食物，防止大便干燥。训练排便反射，每日饭后按摩腹部，呈顺时针方向，由右下→右上→左上→左下进行按摩，以促进肠蠕动，方便排便；术后第 2 日给予耳穴埋籽促进排便。必要时遵医嘱给予缓泻药或灌肠。

3. 并发症预防及护理

（1）脑脊液漏　由多种原因引起，多发生于术后 3～4 天拔除切口引流管后出现。表现为恶心、呕吐和头痛等，切口敷料渗出增多，渗出液颜色为淡红或淡黄色。应立即报告医师加强换药，予以去枕平卧，保持切口敷料清洁，加压包扎，伤口局部用沙袋压迫，同时减轻引流球负压。给予抗炎补液治疗，防止颅内感染和低颅压性头痛。必要时探查切口，行裂口缝合或修补硬脊膜。

（2）椎间隙感染　多见于椎间盘造影、髓核化学溶解或经皮椎间盘切除术后。表现为背部疼痛和肌肉痉挛，并伴有体温升高。MRI 是可靠的检查手段。一般采用抗生素治疗。

（3）失血性休克的观察及护理　失血性休克多发生于术后 12h 之内。术后应注意观察患者生命体征及尿量、尿色，视血容量调整输液速度。

（4）脊神经损伤的观察及护理　脊神经损伤多发生于术后 24h 内。患者出现下肢麻木、胀痛感，且从臀部向小腿放射，肢体肌力、肢端及关节活动正常，多因怕牵拉痛而不敢活动，是神经根水肿、粘连的表现。应及时报告医师。硬膜外麻醉造成的双下肢感觉运动功能障碍是暂时的，一般 2～3h 后即恢复，如不恢复应及时报告医生处理。

术后早期指导患者进行直腿抬高训练可有效预防术后神经根粘连。方法：抬高范围从 40°开始，逐渐增大，嘱尽量上抬，维持 1～3s 然后慢慢放下，直到抬高至 90°为止。

（5）硬膜下血肿的观察及护理　术后止血不彻底或硬膜前方引流不畅导致硬膜下血肿的形成。护理人员待术毕麻醉过后立即检查下肢足趾及踝关节伸屈活动情况，每小时检查记录 1 次，并作对比，如肢体活动较前差，患者自觉肢体疼痛伴麻木感进行性加重，肌力减退，提示硬膜外血肿致脊神经根受压的可能；术后重视患者的主诉，加强巡视，术后妥善安置引流管，防滑脱、扭曲，保持有效的负压引流，通过观察引流液判断有无活动性出血。

七、出院指导

1. 卧床休息、床上锻炼

经治疗出院后，2 周内以卧床休息、床上锻炼为主，可适当下地行走，下床时需戴腰围，每次下床活动以不引起腰、腿不适为宜；卧床时不宜侧卧。戴腰围注意事项：戴腰围期间腰部勿过分活动，睡觉时除下、下地前戴好，停止使用时应渐渐去除，以使腰部有个适应过程。

2. 腰部锻炼要点

循序渐进，先做床上练功，待腰背肌功能部分恢复后，再做站位练习。每次锻炼以不引起自身疲劳和疼痛为准则。

（1）飞燕式 整复后 3 天开始锻炼，重复 10 次左右，每日 2～3 次。

① 俯卧，手伸直或背于背后，头部及胸部尽力上抬，双腿不动，使胸部昂起，昂胸的力量一直要达到腰部。抬起时肌肉尽量收缩用力，放下时肌肉完全放松。

② 俯卧，双上肢外展抓住床边，上身不动，双下肢（或者单下肢交替）伸直后伸做上举运动，维持数秒左右。

③ 俯卧，双手后伸，上身和双腿均用力翘起（膝部不可弯曲），仅腹部着床，如同飞燕。抬起维持数秒即可落下。

（2）拱桥式 整复后 5～7 天即可锻炼，重复 10 次左右，每日 2～3 次。

① 仰卧，用头部、双肘、双足五点着地撑起全身，使背部腾空，做过伸锻炼。胸腹部向上挺。维持数秒即可放下。

② 仰卧，把胳膊放于胸前，用头和双足三点着地支撑，胸腹部腾空后伸。维持数秒即可放下。

③ 仰卧，用双手和双足支撑身体，全身腾空，胸腹挺起，如同拱桥。抬起维持数秒即可落下。

肥胖、年老体弱或有心脏疾病的患者可选择飞燕式①或拱桥式①，待适应后可以逐渐过渡至飞燕式②、③或拱桥式②、③，运动量注意循环渐进，以不疲劳为度。白天行走时可增加倒退行走，每日 1～3h 为宜。不宜急于做跑步、打篮球、羽毛球等易损伤腰部的活动。1 个月后可参加游泳项目。急性腰痛时禁止锻炼。注意锻炼的重要性，患者、家属需重视和配合。

日常生活中有下列易复发的高危因素，生活中应趋利避害：腹压突然增加，如剧烈咳嗽、喷嚏、大便秘结等；久坐或长期振动，如从事会计、办公室职员、司机、教师等职业的；急性腰扭伤或腰部负荷过重，如弯腰提物、重体力劳动、举重以及长期弯腰工作的人；吸烟，香烟内有害物质影响椎间盘代谢，加速椎间盘退变，诱发本病。

3. 饮食指导

少食辛辣香燥之物，多食滋补肝肾壮腰之品，如山茱萸粥、杜仲墨鱼汤、爆炒羊腰猪肾、枸杞子泡茶及地黄、当归、何首乌泡酒等，多食蔬菜水果，保持大便通畅。

4. 习惯指导

① 注意腰部保暖，避风寒。卧硬板床。

② 女士鞋跟勿超过 3cm。

③ 戒烟。

④ 避免腰部过度负重。

⑤ 养成正确的坐姿，即正襟危坐，双髋、双膝屈曲 90°，双前臂支在桌上，上身垂直。甚至采用"懒孩子"坐姿，即将腰背部紧贴靠在椅背，双膝屈曲高于髋水平顶在桌上。站起时不要弓着腰，应上身平直，必要时双手扶桌站起。司机开车时座位提前，使方向盘尽量靠近胸前，同时屈膝高度过髋，避免长时间开车。对于长坐办公室人员建议选择带扶手靠背、高度合适的坐椅，椅前放一脚踏，以利屈膝，久坐不超过 1h，中间休息并后伸旋转活动腰部。

⑥ 养成正确的洗漱姿势：起床前先做一些热身运动，如腹式呼吸、髋膝屈曲、双手抱膝滚动或扭转活动，然后转成侧卧位起床下地，洗漱时脸盆不宜过低，双膝部微屈下蹲，再稍向前弯腰。

⑦ 生活中禁止猛烈弯腰，拾捡物品时后退一步下蹲捡起，出院后 1 个月内禁止举超过 5kg 重物过肩，禁止握超过 5kg 重物离体 60cm，半年内禁止长时间做弯腰洗衣、拖地等家务，也勿长时间窝在沙发上看电视。腰部有症状时男性提物少于 7.5kg，女性提物少于 5kg。康复后做重体力劳动时应戴腰围，抬起重物时尽量使胸腰挺起、髋膝屈曲，搬提重物应半蹲，尽量使物体贴近身体。

第三节 · 脊髓损伤

一、概述

脊髓损伤是指由于外界直接或间接因素导致脊髓损伤，在损害的相应节段出现各种运动、感觉和括约肌功能障碍，肌张力异常及病理反射等的相应改变。脊髓损伤的程度和临床表现取决于原发性损伤的部位和性质。

后期死亡主要原因是并发症，最主要是压疮、并发败血症及尿路感染，其次为呼吸系统及心脏并发症。

二、病因

脊髓损伤主要是因直接暴力（砸伤、摔伤、刺伤、枪伤等）造成脊柱过度屈曲致骨折、脱位伤及脊神经，其次是因脊髓感染、变性、肿瘤侵及脊髓。

（1）获得性病因　主要包括脊柱结核、脊柱化脓性感染、横贯性脊髓炎等感染、脊柱或脊髓的肿瘤、脊柱退化性疾病、代谢性疾病、医源性疾病等。

（2）发育性病因　包括脊柱侧弯、脊椎裂、脊椎滑脱等。脊柱侧弯中主要是先天性脊柱侧弯易引起脊髓损伤；脊椎裂主要引起脊髓栓系综合征。

（3）间接外力　外力多未直接作用于脊柱、脊髓。间接外力可引起各种类型不同的脊柱骨折、脱位，导致脊髓损伤。

三、病理分类

1. 脊髓损伤分类

可分为原发性脊髓损伤与继发性脊髓损伤。

（1）原发性损伤

① 脊髓震荡：脊髓损伤后出现短暂性功能抑制状态。临床表现为受伤后瘫痪，损伤平面以下感觉、运动、反射及括约肌功能全部丧失，经过数小时至 2 天，脊髓功能开始恢复，且日后不留任何神经系统后遗症。

② 脊髓休克：脊髓遭受严重创伤和病理损害时即可发生功能暂时性完全抑制，临床表现以弛缓性瘫痪为特征，各种脊髓反射包括病理反射消失及大小便功能均丧失。其全身性改变主要有低血压或心排血量降低、心动过缓、体温降低及呼吸功能障碍等。

③ 脊髓受压：骨折移位，碎骨片与破碎的椎间盘挤入椎管内可以直接压迫脊髓，而皱折的黄韧带与急速形成的血肿亦可以压迫脊髓，产生一系列脊髓损伤的病理变化。及时去除压迫物后，脊髓功能可部分或全部恢复。如果压迫时间过久，脊髓因血液循环障碍而发生软化、萎缩或瘢痕形成，则瘫痪难以恢复。

④ 脊髓损伤：可为完全性或不完全性。不完全性常伴有挫伤，又称挫裂伤。

⑤ 脊髓断裂：脊髓断裂后恢复无望，预后恶劣。

⑥ 马尾神经损伤：第 2 腰椎以下骨折脱位可产生马尾神经损伤，表现为受伤平面以下出现弛缓性瘫痪。马尾神经完全断裂者少见。

（2）继发性损伤

① 脊髓水肿：外力作用下使脊髓发生创伤反应，脊髓受压及缺血缺氧突然解除时，都可使脊髓出现不同程度的水肿。脊髓水肿时会出现不同程度的功能障碍；水肿减轻或消失时，功能障碍随之减轻或消失。

② 椎管内出血：脊柱外伤后，硬脊膜内外的小血管破裂出血形成血肿压迫脊髓，进而出现不同程度的继发性脊髓压迫症状。

③ 脊髓梗死：外伤后，供应脊髓的动脉血管痉挛缺血甚至闭塞导致脊髓缺血性损害。

2. 损伤机制分类

① 开放性脊髓损伤：多见于战争时期，多伴有脊椎的损伤，主要见于枪弹、刀刺、爆炸性损伤使刀刃、砸伤、撞伤等直接作用于脊椎，使其发生骨折或脱位，进而使脊髓受到损害，损伤与外力作用的部位一致，损伤程度与外力的大小成正比。可发生于任何脊髓部位，以胸髓最为多见。

② 闭合性脊髓损伤：多见于和平时期，主要见于车祸伤、坠落伤、运动性扭伤、脊柱扭伤、过重负荷等，使脊柱发生过度伸展、屈曲、扭转，造成脊柱骨折、脱位、脊椎附件损伤或韧带及脊髓供血血管损伤，进而造成闭合性损伤。

3. 损伤程度分类

(1) 完全性脊髓损伤　即脊髓损伤平面以下所有感觉和运动均消失。

(2) 不完全性脊髓损伤　损伤平面远侧脊髓运动或感觉仍有部分保存时称为不完全性脊髓损伤。临床上有以下几型。

① 脊髓前部损伤：表现为损伤平面以下的自主运动和痛觉消失。由于脊髓后柱无损伤，患者的触觉、位置觉、振动觉、运动觉和深压觉完好。

② 脊髓中央性损伤：在颈髓损伤时多见。表现为上肢运动丧失、下肢运动功能存在，或上肢运动功能丧失明显比下肢严重。损伤平面的腱反射消失而损伤平面以下的腱反射亢进。

③ 脊髓半侧损伤综合征（Brown-Sequard's symdrome）：表现为损伤平面以下的对侧痛温觉消失，同侧的运动功能、位置觉、运动觉和两点辨觉丧失。

④ 脊髓后部损伤：表现为损伤平面以下的深感觉、深压觉、位置觉丧失，而痛温觉和运动功能完全正常。多见于椎板骨折患者。

4. 脊柱骨折类型分类

①屈曲性骨折；②伸展性骨折；③纵轴性骨折（垂直压缩性）；④屈曲旋转型；⑤无骨折脱位型。

四、临床表现

因损伤水平和程度差异，可见损伤水平以下躯干和肢体的皮肤感觉、运动反射完全消失，大小便失禁等症状。

(1) 感觉障碍　截瘫平面以下感觉消失或减退，完全性截瘫患者鞍区（会阴区）

感觉消失。

(2) 运动障碍　脊髓损伤平面以下脊神经所支配肌肉的随意运动消失或肌力下降。在伤后暂时都表现为弛缓性瘫痪。以后，高位截瘫转变为痉挛性瘫痪。运动障碍可造成关节挛缩，造成下肢或四肢的随意运动消失或障碍。

(3) 反射障碍　脊髓休克期中枢反射消失。休克期之后出现反射亢进和病理反射。

(4) 括约肌功能障碍　尿潴留、尿失禁及反射性排尿，可出现腹泻、便秘或大便失禁。

(5) 其他功能障碍　呼吸困难、排痰困难、体温调节障碍、低血压或相对性缓脉，可有阳痿（男性）、月经失调（女性）等。

五、辅助检查

(1) X 线　常规摄脊柱正侧位 X 线片基本可确定骨折部位及类型。

(2) CT　有利于判断移位骨折块侵犯椎管程度和发现突入椎管的骨块或椎间盘。

(3) MRI　对判断脊髓损伤状况极有价值。可显示脊髓损伤早期的水肿、出血，并可显示脊髓损伤的各种病理变化，如脊髓受压、脊髓横断、脊髓不完全性损伤、脊髓萎缩或囊性变等。

六、治疗原则

1. 非手术治疗

颅骨牵引、颈胸支架、手法整复、姿势复位。

2. 药物治疗

类固醇激素药如大剂量甲泼尼龙，脱水药如 20%甘露醇，利尿药如呋塞米，防止脊髓水肿及继发性损伤；改善微循环药物及神经营养药物如维生素 B_{12} 等。

3. 手术治疗

有切开复位和固定、椎板切除、脊髓前后减压术。椎板减压术适用于颈椎损伤；前路径减压术、后外侧减压术适用于胸腰椎损伤患者；后方切开复位术、椎板切除术、减压术适用于脊髓圆锥和马尾损伤患者；清创术、椎板减压与探查术、硬脊膜修补术适用于开放性脊髓损伤患者。

4. 物理治疗

高压氧治疗可提高脊髓损伤节段的组织氧含量和张力，改善缺氧情况；电刺激能够改善脊髓损伤后的神经功能；局部冷疗能减少出血和水肿，延缓脊髓损伤进展。

5. 现场急救

正确的现场救护与搬运如保持呼吸道通畅、维持血液循环和有效灌注；在颈髓发生完全坏死前尽早有效治疗，使颈椎复位、减压、稳定，恢复椎管形态，有利于脊髓功能恢复，可促进早期康复。应重视防止并发症的发生。

外伤性脊髓损伤的早期处理：对外伤性脊髓损伤患者应积极抢救、正确搬运、合理治疗、周密护理、早期锻炼，不仅能预防并发症，还能促进肢体残存功能的恢复和重建。

（1）防止脊髓损伤加重　对脊髓损伤的急症患者现场急救时，要注意防止脊髓损伤加重。搬动患者前首先检查肢体活动及感觉有否异常，如无异常，可在头颈部固定下移动患者，平卧位拉于硬板上，头颈部两侧加垫避免头摆动。如检查有神经症状，则纵轴方向轻轻牵引头颈，固定好移至硬板上，迅速转送医院。运送途中应密切观察病情，若出现生命体征危象者应及时抢救。对颈椎损伤者应尽可能在牵引（利用充气式颈围、一般颈围、沙袋或一般牵引带）后送医。切忌因过屈、过伸或旋转等异常活动而引起或加重脊髓损伤。在输送过程中，应尽量让患者的躯干随救护车的起伏而同步运动。

（2）尽早解除脊髓压迫症状　为脊髓恢复提供条件，如整复脊柱骨折、脱位，固定脊柱姿势。对于脊髓横断完全性损伤患者，在24h内给予停止损伤病理变化的处理，如脊髓切开、局部冷冻、药物应用等，都可以改变脊髓损伤后的继发变化，有利于截瘫的部分恢复。

七、护理措施

1. 术前护理

（1）观察四肢感觉活动情况，不仅可以尽早发现病情是否有恶化，也可与术后四肢感觉活动进行对比。

（2）颈髓损伤患者应注意呼吸的改变。胸部损伤患者应注意有无气胸。骶尾部损伤患者应注意有无大小便失禁。

（3）观察脊髓受压的征象，在受伤的24～36h，每隔2～4h就要检查患者四肢的肌力、肌张力、痛温触觉等，以后每班至少检查一次，并及时记录患者感觉平面、肌张力、痛温触觉恢复的情况。

（4）鼓励卧床患者多饮水，减少发生肺部感染的风险，也可以有效预防便秘。

（5）术前皮肤保护　卧床的患者需准备一个"翻身易"，用于协助患者轴向翻身，以免加重脊髓损伤；术前应给予气垫床护理，保护皮肤，定时翻身，以免产生压疮。保证手术尽早进行，同时降低术后感染的风险。

（6）心理护理　患者由于对疾病知识的不了解及对新环境的不适应，容易产生烦躁不安、恐惧、焦躁等情绪，这时护士要主动、温柔、耐心，用言简意赅的语言及时与患者沟通，接近患者，使其感到被尊重、受重视，生活在关爱之中，尽快适应医院的环境。同时与患者讲解成功病例，使患者增强自信心，保持心情愉快，处于接受治疗和护理的最佳状态。

2. 术后护理

（1）泌尿系感染　脊髓损伤患者膀胱由于失去了骶髓神经中枢的控制，只能有微弱收缩，不能引起自动排尿，容易产生尿潴留，长期留置导尿可增加泌尿系感染的发生率，并给患者生活带来不便。①插导尿管时严格无菌技术，导尿管每周更换一次。②冲洗膀胱每日 1～2 次，可用生理盐水、3% 硼酸溶液或 0.1～0.05% 呋喃西林溶液冲洗。③导尿管每 4h 开放一次，以训练形成自动膀胱，避免膀胱长期空虚而挛缩使膀胱容量减小。④鼓励患者多饮水，每日 3000mL 以上。⑤膀胱残余尿量小于 100mL 时即可拔除导尿管。⑥有感染时使用抗生素治疗。

（2）压疮　患者活动受限，长期卧床或依赖轮椅，皮肤及全身抵抗力差，极易引起压疮。护理要点：①保持床单位清洁、干燥、平整、无渣屑，保持患者皮肤清洁、干燥。②协助患者每 1～2h 翻身一次，翻身时避免拖、拉、推等动作，注意轴线翻身，必要时可使用气垫床。③对骨隆起部位如骶骨、大粗隆、足跟、髂骨嵴等处，用软垫或气垫保护。局部每日用 25%～50% 乙醇擦洗、滑石粉按摩。④颈椎损伤的早期患者，翻身时需使用颈托固定。动态评估患者压疮评分，建立翻身卡，加强交接班，每次便后予温水擦洗会阴部及肛周，皮肤较干燥者可涂护肤油保护。⑤指导患者进优质高蛋白饮食，提高皮肤抵抗力。

（3）肺部感染　患者长期卧床，支气管及喉部的分泌物不易排出，容易发生肺部感染。护理要点：①首先要保持呼吸道通畅，鼓励患者多饮水并进行有效咳嗽，及时清除呼吸道分泌物，有效防止肺不张。②对于长期卧床的患者，指导患者采用吹气球法、吸气法、缩唇法、深呼吸法等锻炼肺功能，每次 15min 左右，每天 3 次。③定时给予翻身拍背，促进患者有效咳痰，指导患者注意防寒保暖，防止受凉。④气管切开时，严格遵守无菌操作，加强气道湿化，及时吸痰，保持呼吸道通畅。如已发生肺部感染，遵医嘱应用抗生素，加强翻身拍背；痰液黏稠较难咳出时，给予超声雾化吸入并按医嘱应用化痰药物。

（4）体温调节功能障碍　脊髓损伤后，体温调节中枢对体温失去控制，对周围环境温度的变化丧失了调节能力。高热时，调节室温保持在 25℃ 左右，指导患者多喝水，先给患者采取物理降温：使用冰袋放置于大血管走行的腋下、腹股沟、颈部等处。冷敷时应避开颈动脉和主动脉窦，不可将冰块置于颈部两侧，以免抑制呼吸。全身用 30%～50% 乙醇擦浴或温水擦浴。当患者体温超过 38.5℃ 时对症处理，遵医嘱给予药物降温，必要时予静脉补液，既有一定的降温作用，又可补充水、电解质及糖类。降温的同时要观察降温效果，防止降温过快、过低引起衰竭。对体温过低的患者，调节室温维持在 22～26℃，给患者增加衣服和盖被，喝温热饮料，局部使用热水袋保暖时，需在护士指导下使用，以防烫伤。

（5）深静脉血栓　脊髓损伤后长期卧床，下肢血流缓慢，导致深静脉血栓的发生，最常见的是下肢深静脉血栓。患者入院时，给予患肢抬高 10°～15°，勤翻身、按摩腓肠肌，双下肢被动活动，每天 2 次，每次 30min。每日气压治疗 30min，穿弹力袜，促进血液循环尽量避免选用下肢静脉输液，每次翻身时被动背伸双侧踝关节 5 次左右，防止下肢深静脉血栓的发生。每天测量双下肢的周径，并观察局部有无红、肿、热等现象。术后鼓励患者早期下床活动，指导患者可以踝关节为中心做足的上下运动，上、下幅度不能超过 30°，发挥腓肠肌泵的作用，以防止血栓形成。若已发生深静脉血栓时，应立即制动，遵医嘱使用抗凝血药物，如低分子肝素等治疗；或予硫酸镁湿热敷，患肢制动、抬高，观察患肢周径的变化及足背动脉搏动的情况。如患者突然发生呼吸困难、发绀，高度提示肺栓塞，应立即将患者平卧，避免深呼吸、咳嗽、剧烈翻动，同时给予高浓度氧气吸入，积极抢救。

（6）便秘　脊髓损伤后由于自主神经功能紊乱，72h 内患者易发生麻痹性肠梗阻或腹胀。指导患者多饮水，每天饮水量在 1500mL 以上，多吃新鲜蔬菜、水果及富含粗纤维、易消化的食物，以利于大便通畅。每天饭后 30min 以脐部为中心，从右到左沿大肠行走的方向做腹部按摩，每次 15～30min，刺激患者肠蠕动，利于排便。观察患者有无腹胀、肠鸣音降低或丧失等麻痹性肠梗阻的表现，由于长期卧床患者胃肠动力降低，可出现便秘、粪块嵌塞及大便失禁现象，护士及家属要观察患者每日大便的性状、量、颜色和排便时间；对于顽固性便秘的患者，可遵医嘱给予灌肠或使用缓泻药。

（7）疼痛　正确评估患者的疼痛程度，采取暗示疗法、音乐疗法等非药物措施减轻或缓解疼痛，必要时遵医嘱合理应用镇痛药物。

（8）直立性低血压　脊髓损伤患者由于颈部交感神经链受损，交感神经调节血压的能力下降，在平卧位到坐位或立位时，血压低于卧位血压，不能维持血流动力学的稳定，导致脑供血不足。站立时收缩压下降在 30mmHg 以上，为直立性低血压。处理方法为：损伤早期，生命体征稳定后，即开始床上被动活动，保持患肢功能位，3 周后过渡到床上的自主活动，逐步从卧位转向半卧位或坐位，4 周后进行直立床训练，倾斜的高度每日逐渐增加，定时变换体位；平卧位时，头抬高 30～50cm，随着病情稳定，逐步抬高上身，从 15°、30°、45°直至达到 80°、90°，循序渐进。颈髓损伤患者早期抬高床头时，需使用颈托。指导患者改变体位时动作不宜过快，注意观察其有无低血压症状，如头晕、面色苍白、虚脱等。一旦发生低血压症状，立即嘱患者平卧位，抬高双下肢，如患者乘坐在轮椅上，立即将轮椅向后倾斜，以减轻症状，并汇报医生处理。

（9）废用综合征　保持瘫痪肢体功能位，穿矫正鞋或于足底放置一支撑垫，防止足下垂。向患者及家属讲解功能锻炼的必要性，每天对患者进行关节被动活动及肢体的按摩。指导患者进行日常生活自理能力的训练，鼓励其完成力所能及的生活动作，并及时予以肯定，使患者主动配合康复治疗，必要时请用热水袋局部保暖，以防烫伤，同时注意心率及血压的变化，发现异常及时汇报医生处理。

（10）骨质疏松　脊髓损伤后患者长期卧床、缺少功能锻炼，从而易导致骨质疏松的发生，一旦发生，很难纠正，预防是至关重要的。指导患者进食含钙丰富的食物，如虾皮、海带、紫菜、牛奶、新鲜蔬菜等。条件允许时，让患者多接受阳光照射，可以促进钙质的吸收。对患者进行早期康复训练，尤其是站立训练，每天不少于 2h，指导患者在改变体位、穿脱衣裤时，应动作轻柔，加强安全指导，避免坠床和跌倒的发生。按医嘱补充钙剂，防止或延缓骨质疏松的发生。

3. 并发症护理

（1）低钠血症　密切观察患者临床表现。准确记录 24h 出入量，定时监测血和尿电解质、渗透压、尿量、尿比重变化；对发热、嗜睡、表情淡漠的患者提高警惕，每天监测血电解质变化；早期进行饮食、饮水干预，预防低钠血症的发生。

（2）应激性溃疡　脊柱骨折后由于患者长期卧床使胃肠蠕动功能降低、肠管麻痹，容易出现呕吐、腹胀、便秘，如不及时处理则会造成酸碱中毒、电解质紊乱，要早发现、及时处理。处理措施有禁食禁水，胃肠减压，充分补充液体包括电解质，动态观察出血情况。

八、出院指导

（1）心理方面　保持稳定情绪，避免情绪激动，克服不安、恐惧、愤怒、忧虑等不良情绪，保持乐观心态，有利于疾病康复。脊髓损伤后患者会产生一系列的心理和社会问题，要教育家属和患者正确面对残疾，调动患者康复训练的积极性，最大限度地发挥患者潜在能力，改善生活质量。

（2）饮食方面　多食蔬菜、水果（糖尿病患者要适宜），以清淡、少油腻、易消化食物为主，不饮咖啡、浓茶，禁忌辛辣刺激食物，少吃高脂肪和碱性食物，防止骨脱钙和尿结石形成。

（3）生活习惯　不吸烟、不喝酒，养成良好的生活习惯。

（4）防便秘　出院后逐步养成定时排便的习惯，大便干结时使用开塞露纳肛，或使用缓泻药，也可以适量使用导泻药物（如番泻叶等）。

（5）体位　平卧硬板床，有条件的使用气垫床，防止压疮。

（6）防止烫伤　出院后家属慎用热水袋，擦澡、洗脚等水温应低于正常人，一般不应热敷，如病情需要时一定要控制温度。

（7）功能锻炼与康复指导　根据脊髓损伤的程度不同，制定确实可行的康复计划，定时定量、循序渐进、持之以恒的功能锻炼是关键。①要做好早期的床上锻炼，主要是通过主动或被动活动，防止肌肉萎缩、关节僵硬，以及预防呼吸、泌尿系统并发症。②站立和行走锻炼，要尽早开始站立训练，以减少痉挛和骨质疏松。不站立时应该抬高下肢并按摩。③四肢瘫痪患者应加强手功能训练。运用指屈肌缩短来发展功能性的肌腱固定术抓握，提供给患者健身球或让患者主动抓握笔来训练抓握和手指屈曲灵活性，对于不能主动伸腕的患者可用夹板来保持该关节活动度，或被动帮助患者伸腕关节。

（8）复查　行内固定术后 1 个月、3 个月、6 个月后复查，检查内固定有无松动移位，观察骨折愈合及神经恢复状况，并指导后期康复锻炼。

第四节 · Chiari 畸形

一、概述

Chiari 畸形即 Arnold-Chiari 畸形（基底压迹综合征），又称 Arnold-Chiari 综合征。本病指小脑下部或同时有脑干下部和第四脑室的畸形，向下成舌形凸出，并越过枕骨大孔嵌入椎管内的一种先天性发育异常，为脊髓空洞最常见的原因。其病理特点是小脑扁桃体下部疝入椎管内，脑桥、延髓和第四脑室延长、扭曲并向椎管内移位。此畸形大约 56%伴有脊髓空洞畸形。

二、病因与发病机制

Chiari 畸形的根本原因是颅后窝先天发育不良、容积小而使小脑扁桃体下部疝入枕骨大孔所致。

目前，对本病的发病机制意见不一，多认为下疝是在胚胎期后颅凹中线结构脑组织过度生长延伸，加之后颅凹的容积缩小，更促使其向下穿过枕骨大孔疝入颈椎管内，有的甚至降至枢椎或更低，以致严重损害小脑、脑干和高位颈髓、颈神经等，并可引起脑积水。本病常合并其他畸形，如颅底凹陷、寰枕融合、扁平颅底、颈椎分节不全等。

临床分型如下。

Ⅰ型：小脑扁桃体下疝至枕骨大孔平面下，呈锥状向椎管内疝入；延髓和第四脑室位置正常，常伴颈段脊髓空洞症、颅颈部骨畸形，最轻的常见型。以头痛或颈枕部疼痛为主要临床表现，还可伴有睡眠呼吸暂停综合征、运动障碍、感觉障碍、反复呼吸道感染、发育迟缓、共济失调等。吞咽功能障碍常见于 3 岁以下婴幼儿，3 岁以上儿童常以头痛和脊柱侧弯为主要临床表现。

Ⅱ型：在Ⅰ型的基础上合并脑干、第四脑室、小脑蚓部均下疝至枕骨大孔平面下向下移位，常合并有脑积水。多见于婴儿。在Ⅰ型临床表现的基础上，可出现较严重的低位脑神经功能缺陷、小脑功能缺陷和呼吸功能障碍症状，还可出现脑积水和颅内压增高症状。

Ⅲ型：包括小脑及颅后窝内容物的脑脊膜膨出；此型最严重。多见于新生儿及婴儿。其主要临床表现有抽搐、共济失调、痉挛及Ⅰ型和Ⅱ型的一些临床特点。

Ⅳ型：小脑发育不全。

Ⅲ型及Ⅳ型均少见。

根据 MRI 将成人 Chiari 畸形分型如下。

A 型：小脑扁桃体下疝合并有脊髓空洞，主要表现为脊髓症状，手术疗效差。

B 型：小脑扁桃体下疝不伴有脊髓空洞，主要表现为脑干及小脑症状，手术效果较好。

三、临床表现

(1) 枕颈区受压型　由于扁桃体、第四脑室下疝或伴有颅底凹陷，相应的后组脑神经及上颈神经根被牵拉成角，出现颈枕部疼痛、颈肩部疼痛、面部麻木、视物模糊、角膜反射迟钝、声嘶、咽反射迟钝等症状。

(2) 脊髓中央受损型　因延髓上颈段受压，以肩胛区痛觉分离型感觉障碍、偏瘫、四肢瘫及肌萎缩为主要表现。

(3) 小脑受损型　步态不稳、共济失调、眼球震颤、皮质脊髓束征。

(4) 颅内压增高型（可为发作性）　脑组织受压引起脑水肿，可以有头痛，伴呕吐、眩晕、颈项强直（运动、咳嗽时加重）。

四、辅助检查

(1) 枕颈部 MRI 检查　显示小脑扁桃体下降至枕骨大孔水平以下。

(2) 头颅 CT 或 MRI　可显示合并脑积水。

(3) 颈部、胸部 MRI　了解是否合并脊髓空洞。

(4) 颅颈交界区 X 线片、CT 和 MRI　了解是否合并颅底畸形。

五、治疗原则

以手术方法为主。

1. 手术原则

去除脑干及下疝的小脑扁桃体的骨性束缚，解除因疝出导致的硬膜压迫，重建枕骨大孔正常的脑脊液动力学，并保持硬膜的密闭性。

2. 术式

根据病情不同，选择不同的手术方案。颅后窝减压及脊髓空洞切开引流术；颅后窝减压及小脑扁桃体切除术；颅后窝减压及脊髓空洞切开引流术及小脑扁桃体切除术；颅后窝减压并硬脊膜成形术等。

六、护理措施

1. 术前护理

（1）术前指导 指导并协助患者完成相关检查，嘱患者注意个人卫生，帮助患者练习床上大小便方法。

（2）心理护理 患者均有不同程度的紧张、恐惧、焦虑。因此护理人员要关心、体贴患者，与患者交谈，向患者讲解手术目的、方法，并列举同类手术患者的良好预后情况，同时向家属做好解释工作，帮助患者树立信心，积极配合护理人员完成术前各项准备。

（3）饮食指导 多食蔬菜、水果及富含纤维的食物，保持大便通畅；术前禁烟禁酒，防止呼吸道分泌物过多；指导患者练习深呼吸、咳嗽、排痰、床上大小便及翻身；肢体感觉障碍的患者注意避免跌倒、坠床、烫伤、冻伤及压疮的发生。保持口腔的清洁。

（4）病情观察 观察患者有无头痛、肌力减弱、痛觉温觉减退、吞咽困难、恶心呕吐等症状，监测神志、瞳孔的变化，若发现异常，及时通知医生进行处理。

（5）手术前准备 手术前日常规准备，并嘱患者禁食禁水 12h，注意休息，防止感冒。手术前一天备皮（手术部位或全颅），协助患者完成相关的检查，如血液学检查、心电图及药敏试验等，手术当日再次备皮。对于情绪不稳定的患者，在手术前一天晚上给予艾司唑仑片口服，保证患者充足的睡眠。手术前 30min 静脉滴注抗生素，并给予苯巴比妥钠 0.1g、阿托品 0.5mg 肌内注射并留置尿管。

2. 术后护理

（1）体位护理 为了保持颈枕关节的稳定性，术后应取平卧位、俯卧位或侧卧位。使头、颈、躯干保持水平位轴位翻身，固定头颈部，不得随意扭曲。术后 24h 内头部两侧予沙袋固定。术后 24h 后改用颈托固定与制动。患者平卧时可不戴颈托，改变体位时如从仰卧转为侧卧位、半卧位、坐位、立位或搬动时都要戴颈托。翻身或搬动患者时戴颈托并轴线翻身，避免扭曲、旋转。

（2）呼吸道的护理 ①术后持续低流量吸氧 2L/min，密切观察患者呼吸深浅、频率。鼓励患者咳嗽、排痰，加强翻身、拍背、吸痰，以利于痰液的排出，防止肺部感染。②严密观察患者的意识、瞳孔、呼吸、血压变化并认真记录，特别是严密观察患者的呼吸情况，及时清除呼吸道分泌物，保持呼吸道通畅，协助咳嗽。若患者出现呼吸困难、口唇发绀、呼吸不规则，应立即吸痰并报告医生，做好气管插管或气管切开的准备工作。应尽早间断或持续呼吸机同步辅助呼吸，直至呼吸正常为止。③遵医嘱给予患者雾化药物，防止肺部感染。

（3）引流管的护理 ①术后严密观察引流管的位置，保持引流管固定通畅，严密观察引流液的量、性状、颜色并做好记录，当发现引流管无引流液引出时，要观察敷料渗血、渗液情况，当术后出血多或大量脑脊液流出时，要及时通知医生处理，调整引流袋高度，并做好记录及交接班。②严格无菌操作，每日更换引流袋 1 次。③搬运患者要固定引流管，防止逆行感染及脱落。

（4）严密观察生命体征变化 ①术后立即心电监护，严密观察患者的意识、心率、呼吸、瞳孔、血压、脉搏、体温、尿量、血氧饱和度等各项指标，每小时记录 1 次，注意监测心电图，特别是心跳的频率、节律，发现异常及时报告医师处理，同时备齐药品在床旁，争取抢救时间。②术后护理中应密切观察患者的体温变化，耐心做好心理护理，消除患者对术后感染的担心，并予以对症治疗。③术后立即予以持续鼻塞吸氧，氧流量 2～3L/min，以改善组织缺氧，同时严格无菌操作，及时清除呼吸道分泌物，控制探视人员。

（5）压疮护理 患者肢体功能障碍及神经营养障碍，有发生压疮的危险。除骶尾部、两侧髋部、内外踝、足跟、肩部等骨隆突处易发生压疮外，还有吸氧管过紧牵拉造成耳后、耳郭处压疮，由于患者需要每 5～10min 监测 1 次血压，血压汁的袖带可引起压疮，血氧饱和度指套夹过紧可造成手指压疮，心电监护仪导联线、三腔导尿管压在患者身下，可造成背部、背侧等部位压疮等。每 2h 给予翻身、叩背一次，并注意上述皮肤的色泽。

（6）肺部感染护理 肺部感染除遵医嘱使用抗生素外，每日给予 2～3 次超声雾化吸入，每 1～2h 翻身、叩背 1 次，以促进患者痰液排出。在患者呼吸道分泌物多又无力咳痰时，严格按无菌要求及时吸痰，密切注意患者的体温变化，每天测体温 4 次，直到患者的病情好转。翻身、叩背一般在雾化吸入之后，遵循"气道湿化—胸壁叩击—排痰"的原则，叩背时注意观察患者的面色、呼吸。

（7）头痛的护理 护理人员及家属应尽量安抚患者，解释剧烈头痛是血性脑脊液刺激产生的，通过腰穿排出脑脊液可逐渐缓解，以减轻患者的焦虑和担心。转移患者注意力，给予患者对话、听音乐等方法分散注意力，必要时遵医嘱给予镇痛药，避免使用有呼吸抑制作用的镇痛药。

（8）饮食护理 术后 12h 可进食，部分患者因后组脑神经长期受压出现吞咽困难和呛咳，应暂禁食或给予鼻饲流质以防误吸。首次进食为半流食如小米粥、面条等。以后循序渐进给予患者高能量、高蛋白、高维生素饮食。

（9）术后功能锻炼 术后指导患者早期进行功能锻炼，向患者讲解功能锻炼的目的及意义，协助患者从远端小关节运动开始，用力握拳，抓握小皮球、握力器等，练习手指屈伸、内收外展及协调动作，逐渐到关节活动及自我肢体锻炼。病情允许可戴颈托下床进行行走训练。训练过程缓慢并循序渐进，注意防止出现直立性低血压，尽早恢复神经功能。

3. 并发症观察及护理

（1）脑脊液漏 术后 1 周尤其 24～72h 内易发生脑脊液漏，护理人员要严密观察切口敷料有无松脱、渗液，切口周围皮肤有无红肿，保证引流管通畅及妥善固定，防止打折、受压和意外脱管，观察引流液的颜色、性质和量并记录。如发现异常立即告知医生。询问患者有无头痛、恶心等症状，如发现异常，立即去枕平卧，配合医生定时抽出积液，用弹力绷带加压包扎。

（2）脑疝的护理　患者长期处于颅内压增高状态下，可诱发脑疝。护理人员要为患者做好健康宣教，告知患者尽量避免打喷嚏、剧烈咳嗽、用力大便，多食水果、蔬菜等含粗纤维多的食物，保持大小便通畅，保持心情愉悦，避免情绪波动。同时密切观察患者生命体征及意识形态、血压的变化，询问患者有无头痛、恶心等情况，如有异常，立即通知医生，给予对症处理。

七、出院指导

患者出院要保持良好的心情，除神经外科常规出院宣教内容外，对脑神经症状者可给予神经营养药物治疗。部分患者术后脊髓空洞缩小或消失，但神经损害症状持续存在，需进行神经营养和保护性治疗才能得到控制和缓解。嘱患者要有耐心，不要操之过急，除服用神经营养药物外，可采取中医治疗、高压氧治疗等辅助治疗方式。需坚持进行肢体功能锻炼，劳逸结合，保护好颈部，防止颈部损伤。

第五节 · 脊髓空洞症

一、概述

脊髓空洞症是脊髓的一种慢性进行性的病变。病因不十分清楚，其病变特点是脊髓（主要是灰质）内形成管状空腔以及胶质非神经细胞增生。常好发于颈部脊髓。当病变累及延髓时，则称为延髓空洞症。

二、病因

（1）先天性脊髓神经管闭锁不全　本病常伴有脊柱裂、颈肋、脊柱侧弯、环枕部畸形等其他先天性异常。

（2）脊髓血液循环异常　引起脊髓缺血、坏死、软化，形成空洞。

（3）机械因素　因先天性因素致第四脑室出口梗阻，脑脊液从第四脑室流向蛛网膜下腔受阻，脑脊液搏动波向下冲击脊髓中央管，致使中央管扩大，并冲破中央管壁形成空洞。

（4）其他　脊髓肿瘤囊性变、损伤性脊髓病、放射性脊髓病、脊髓梗死软化、脊髓内出血、坏死性脊髓炎等。

三、临床表现

发病年龄集中在 31～50 岁，儿童和老年人少见，男多于女。脊髓空洞症的临床表现有三方面，症状的程度与空洞发展早晚有很大关系。一般病程进展较缓慢，早期出现的症状多呈节段性分布，最先影响上肢，当空洞进一步扩大时，髓内的灰质和其外的白质传导束也被累及，于空洞腔以下出现传导束功能障碍，因此，早期患者的症状比较局限和轻微，晚期则表现广泛甚至出现截瘫。

1. 感觉症状

空洞位于脊髓颈段及胸上段，偏于一侧或居于中央，出现单侧上肢与上胸节之节段性感觉障碍，常以节段性分离性感觉障碍为特点，痛觉、温觉减退或消失，深感觉存在，该症状也可为两侧性。感觉缺失可能通过无痛性皮肤溃疡、瘢痕、水肿、Charcot关节、末端指（趾）骨再吸收等临床表现反映出来。

2. 运动症状

脊髓空洞症多出现上肢的下运动神经元性萎缩和无力。病变常累及上肢末端，以爪形手最为多见，极少影响前臂及上臂。三叉神经下行根受影响时，多发生同侧面部感觉呈中枢型痛温觉障碍伴咀嚼肌力弱，可出现眩晕、恶心、呕吐、步态不稳及眼球震颤，而一侧或两侧下肢发生上运动神经元性部分瘫痪，肌张力亢进，腹壁反射消失，晚期病例瘫痪多加重。

3. 自主神经损害症状

空洞累及脊髓侧角之交感神经脊髓中枢，病变损害相应节段，肢体与躯干皮肤可有分泌异常，多汗症或少汗症是分泌异常的唯一体征。少汗症可局限于身体的一侧，称之为"半侧少汗症"，多见于一侧的上半身或一侧上肢或半侧脸面，通常角膜反射亦可减弱或消失，因神经营养性角膜炎可导致双侧角膜穿孔。另一种奇异的泌汗现象是遇冷后排汗增多，伴有温度降低，指端、指甲角化过度、萎缩、失去光泽，由于痛温觉消失，易发生烫伤与创伤，晚期患者出现大小便障碍和反复性泌尿系感染。

4. 营养障碍

最常见关节肿大、关节面磨损、骨皮质萎缩和骨质脱钙，多侵犯上肢关节，不伴疼痛，活动时有响声。此外，可有皮肤营养障碍，包括出汗异常、青紫、过度角化、皮肤增厚。

5. 其他症状

疾病晚期可有膀胱、直肠功能障碍。常合并脊柱侧弯、后弯、脊柱裂、弓形足、扁平颅底、脑积水及 Arnold-Chiari 畸形等。

6. 延髓空洞症

延髓空洞症多伴有脊髓空洞症，为脊髓空洞症的延续，也可为疾病的首发部位。因常侵及延髓疑核、舌下神经核和三叉神经脊束核而出现吞咽困难、发音不清、舌肌萎缩及震颤甚至伸舌不能，面部痛温觉减退但触觉存在。如空洞波及前庭小脑通路时可引起眼球震颤、眩晕、步态不稳。当损害脑桥面神经核时可出现周围性面瘫。

四、辅助检查

1. 首要检查

（1）MRI 检查　矢状位上脊髓纵轴空洞显示为低信号，横切面可清楚显示所在平面空洞的大小及形态。MRI 的普及使越来越多的患者被确诊。

（2）脑脊液　一般均正常。如空洞较大导致蛛网膜下隙部分梗阻，脑脊液蛋白含量可增高。

（3）脊髓 CT 扫描　在脊髓的病变水平可显示高密度空洞影像。

2. 次要检查

X 线平片检查有助于发现脊柱侧弯、颈枕区畸形、夏科关节。

3. 检查注意事项

MRI 为脊髓空洞症的首选和最佳诊断方法，可以鉴别原发或继发，有助于选择手术适应证和设计手术方案。

五、治疗原则

1. 一般治疗

可采用神经营养药物，过去曾试用放射治疗，但疗效皆不确切。鉴于本病为缓慢进展性，以及常合并环枕部畸形及小脑扁桃体下疝畸形，而且这些又被认为与病因有关，因此在明确诊断后应采取手术治疗。

2. 手术治疗

较大空洞伴椎管梗阻可行上颈段椎板切除减压术，合并颈枕区畸形及小脑扁桃体下疝可行枕骨下减压，手术矫治颅骨及神经组织畸形。张力性空洞可行脊髓切开及空洞蛛网膜下腔分流术。

3. 其他治疗

包括 B 族维生素、血管扩张药、神经细胞代谢功能活化剂等，均可应用。物理治疗采用体疗、理疗、针刺、高压氧疗法，可改善局部血液循环，缓解炎症、肌肉萎缩，以促进术后神经功能恢复。

4. 放射治疗

早期行病变节段的深部 X 线照射治疗。放射性同位素碘疗法。

六、护理措施

1. 术前护理

（1）术前指导　创造舒适的住院环境，保持病房安静整洁、通风良好、温湿度适宜。指导并协助患者完成相关检查，嘱注意个人卫生，帮助患者练习床上大小便方法。

（2）心理护理　患者对疾病知识缺乏，会有不同程度的紧张、恐惧、焦虑，因此护理人员要保持良好情绪，加强护患沟通，向患者讲解手术目的、方法，并列举同类手术患者的良好预后情况，以消除患者的陌生感、紧张感、焦虑感。同时向家属做好解释工作，帮助患者树立信心，积极配合护理人员完成术前各项准备。

（3）饮食指导　多食蔬菜、水果及富含纤维的食物，保持大便通畅；术前禁烟禁酒，防止呼吸道分泌物过多；指导患者练习深呼吸、咳嗽、排痰、床上大小便及翻身；肢体感觉障碍的患者注意避免跌倒坠床、烫伤、冻伤及压疮的发生。保持口腔的清洁。

（4）病情观察　观察患者有无头痛、肌力减弱、痛觉温觉减退、吞咽困难、恶心呕吐等症状，监测神志、瞳孔的变化，若发现异常，及时通知医生进行处理。

（5）手术前准备　协助医生完善术前检查，全面了解患者的生理状态，排除手术禁忌证。术前备皮，术前晚可给予镇静药物，注意休息，防止感冒。

2. 术后护理

（1）体位护理　术后应取平卧位、俯卧位或侧卧位。使头、颈、躯干保持水平位轴位翻身，固定头颈部，不得随意扭曲，头偏向一侧，24h 后可垫一约 3cm 高度的软枕，每 2h 翻身一次，翻身时注意头、颈、躯干保持在同一水平上，严禁直接托患者颈部，以免脊柱扭曲损伤脊髓。

（2）疼痛护理　①疼痛时遵医嘱及时为患者应用镇痛药物，药物的剂量、给药途径等严格遵医嘱。②协助患者处于舒适体位，经常更换体位并用枕头来支垫骨突出的地方，抬高患肢或制动等。及时评估患者疼痛的情况，帮助患者找到减轻疼痛的方法，保证患者在此阶段的休息。

（3）呼吸道的护理　术后鼓励患者咳嗽，加强翻身、拍背、吸痰，以利于痰液的排出，防止肺部感染。严密观察患者的意识、瞳孔、呼吸、血压变化并认真记录，特别是严密观察患者的呼吸情况，及时清除呼吸道分泌物，保持呼吸道通畅，协助咳嗽。若患者出现呼吸困难、口唇发绀、呼吸不规则，应立即吸痰并报告医生，做好气管插管或气管切开的准备工作。应尽早间断或持续呼吸机同步辅助呼吸，直至呼吸正常为止。

（4）切口与引流管的护理　①术后严密观察引流管的位置，保持引流管固定、通畅，防止扭曲、闭塞，严密观察引流液的颜色、性质、量，当发现引流管无引流液引出，要观察敷料渗血、渗液情况，并及时与医生联系，给予处理。②严格无菌技术操作，更换引流袋。③搬运患者要固定引流管；防止逆行感染及意外脱落。

（5）严密观察体温变化　①术后保持呼吸道通畅，持续低流量吸氧（氧流量 2～4L/min）。严密观察患者呼吸、脉搏、血压，尤其是颅后窝减压术为开颅手术，应密切观察意识、瞳孔及生命体征的变化，观察患者有无头痛、呕吐、视力障碍等，以利于尽早发现术后并发症。②术后护理中应密切观察患者的体温变化，应每 4h 测量 1 次，耐心做好心理护理，消除患者对术后感染的担心，并予以对症治疗。③患者出现中枢性高热时，可选用冰敷、酒精擦浴等方法物理降温。

（6）压疮护理　患者肢体功能障碍及神经、营养障碍，有发生压疮的危险，患者应卧在有高弹性海绵垫的硬板床上，保持床单清洁干燥；每 2h 采用轴线翻身法翻身 1 次，并用 50%乙醇按摩骨隆突处及受压部位；除骶尾部、两侧髋部、内外踝、足跟、肩部等骨隆突处易发生压疮外，还有吸氧管过紧牵拉造成耳后、耳郭处压疮。患者侧卧时可在耳下、髂嵴及内外踝处垫海绵圈，平卧时在枕下、骶尾部、足跟处垫海绵圈，均能够有效地预防压疮。

（7）肺部感染护理　肺部感染除遵医嘱使用抗生素外，每日给予 2～3 次超声雾化吸入，每 1～2h 翻身、叩背 1 次，以促进患者痰液的排出，在患者呼吸道分泌物多又无力咳痰时，严格按无菌要求及时吸痰，密切注意患者的体温变化，每天测体温 4次，直到患者的病情好转。翻身、叩背一般在雾化吸入之后，遵循"气道湿化—胸壁叩击—排痰"的原则，叩背时注意观察患者的面色、呼吸。

（8）饮食护理　肌萎缩患者需要高蛋白、高能量饮食补充，提供神经细胞和骨骼肌细胞重建所必需的物质，以增强肌力、增长肌肉。早期采用高蛋白、富含维生素、磷脂和微量元素的食物，并积极配合药膳，如山药，禁食辛辣食物，戒除烟酒。中晚期患者以高蛋白、高营养、富含能量的半流食和流食为主，并采用少食多餐的方式，以维护患者营养及水、电解质平衡。

（9）心理护理　①护理人员可多听脊髓空洞症患者倾诉，耐心安慰、解释，同时给予体位指导，满足脊髓空洞症患者被关爱的需求，增加脊髓空洞症患者的安全感与归属感。②可让患者家属播放一些舒缓音乐，转移对疾病的部分注意力，放松情绪；帮助脊髓空洞症患者学会调节不良心境、疏导压抑心理的方法，调动患者的积极情绪。③保持乐观愉快的情绪，因较强烈的长期或反复精神紧张、焦虑、烦躁、悲观等情绪变化，可使大脑皮质兴奋和抑制过程的平衡失调，使肌萎缩程度加重。

（10）术后功能锻炼　①积极地参与家务活动，尽量生活自理，康复锻炼指导是一种有效的功能训练。②脊髓空洞症患者冷、热感觉功能下降，患者应注意手足的保护，劳动或工作时戴手套，在拿热的杯、壶、金属勺子时，用手套、厚棉布或毯子包裹。注意足的保护，选购或订做合适的鞋，不要让脚在鞋里磨擦。行走距离不要太长，经常歇歇。避免长时间看电视，打麻将是对病情极为有害的生活方式。高枕头对病情不利，应予更换低枕卧位，忌久屈颈及转颈。

3. 并发症观察与护理

（1）便秘 养成排便习惯，防止大便秘结。在早饭前饮 1 杯温热饮料（根据习惯可采用温开水、淡茶水、温牛奶等），可促使肠蠕动增加而刺激直肠的排便反射。为了促进排便，还可按摩腹部，由右下腹向右上腹，转向左上腹，再转向左下腹。反复按摩 5～10 次，促进结肠内上端内容物往下蠕动，以助排便。遇有便秘时，可用开塞露或用番泻叶冲水饮用，仍然不能解决排便时，应予灌肠。

（2）脑脊液漏 术后24h引流颜色为暗红色血性液，24～36h逐渐变淡直至转为淡红色。若引流量≥400mL/d且颜色呈鲜红色，提示为活动性出血，应及时汇报医生处理。如引流量增加且颜色清亮，提示引流管内混有脑脊液，报告医生处理并采取头低脚高位，适当挂高引流袋的位置，以防止引流过多致颅内低压，待引流液由血性变为无色清亮液则可拔管。

七、出院指导

患者出院要保持良好的心情，除神经外科常规出院宣教内容外，对脑神经症状者可给予神经营养药物治疗。对脊髓空洞患者，要注重功能锻炼及注意手、足及皮肤的保护，避免剧烈的活动，戴颈托 3 个月，避免颈部过屈、过伸、扭转等损伤颈椎的动作。向家属讲明随诊的重要性，出院 3 个月、6 个月、1 年各复查 1 次磁共振检查，了解空洞恢复及枕大池情况，对脑积水患者的复查有助了解脑积水是否消失以确定下一步治疗方案。

第六节 · 脊柱裂

一、概述

脊柱裂又称神经管闭合不全，是神经系统最常见的先天畸形，是在胚胎发育过程中由于感染、药物和代谢等因素导致神经管发育异常。

二、病因

（1）遗传因素 产妇既往有出生缺陷史或家族有畸形史。
（2）环境因素 生物学致畸因素、化学致畸因素、物理学致畸因素、致畸性营养因素、个体致畸因素。

三、病理分类

一般将脊柱裂分为显性脊柱裂与隐性脊柱裂两种。

1. 显性脊柱裂

为一种严重的先天性疾病，视伴发脊髓组织受累程度不同而在临床上症状差异悬殊。其虽可见于头及鼻根部，但90%以上发生于腰骶处。

（1）脊膜膨出型　以腰部和腰骶部为多见。其病理改变主要是脊膜通过缺损的椎板向外膨出达到皮下，形成背部正中囊肿样肿块。其内容除少数神经根组织外，主要为脑脊液充盈，因此透光试验阳性，压之有波动感，重压时出现根性症状。增加腹压或幼儿哭泣时，此囊性物张力增加。其皮肤表面色泽多正常；少数变薄、脆硬，并与硬脊膜粘连。

（2）脊膜脊髓膨出型　较前者少见。除脊膜膨出外，脊髓本身亦突至囊内，见于胸腰段以上，椎管后方骨缺损范围较大。膨出囊基底较宽，透光试验多阴性，手压之可出现脊髓症状（应避免加压性检查）。多伴有下肢神经障碍症状。

（3）伴有脂肪组织的脊膜（或脊膜脊髓）膨出型　即在前两型的基础上，囊内伴有数量不等的脂肪组织，较少见。

（4）脊膜脊髓囊肿膨出型　即脊髓中央管伴有积水的脊膜脊髓膨出。此型病情严重，且临床症状较多，易因发生并发症而难以正常发育，易早逝。

（5）脊髓外翻型　即脊髓中央管完全裂开，呈外翻状暴露于体表，伴有大量脑脊液外溢，表面可形成肉芽肿。此为最严重的类型，多伴有下肢或全身其他畸形，且多有双下肢瘫痪等，症状复杂，死亡率甚高。

（6）前型　指脊膜向前膨出达体腔者。临床上罕见，仅从MRI检查中发现。

2. 隐性脊柱裂

较显性脊柱裂多见，因不伴有硬膜囊异常，临床上少有主诉，因此需治疗者更属少见。一般分为以下5型。

（1）单侧型　即椎板一侧与棘突融合，另一侧由于椎板发育不良而未与棘突融合，形成正中旁的纵行（或斜行）裂隙。临床上时可发现，单纯此型畸形一般不引起症状。

（2）浮棘型　即椎骨两侧椎板均发育不全，互不融合，其间形成一条较宽的缝隙，因棘突呈游离漂浮状态，故称之为"浮棘"。两侧椎板与之有纤维膜样组织相连。此型在临床上常伴有局部症状，严重者需手术治疗。

（3）吻棘型　即一个椎节（多为第1骶椎）双侧椎板发育不良，棘突亦缺如，而上一椎节的棘突较长，以致当腰部后伸时，上一椎节棘突嵌至下一椎节后方裂隙中，似接吻状，故在临床上称"吻棘"，又称"嵌棘"。可出现局部或根性症状，对其中严重者，应行手术将上椎节棘突下方做部分或大部分截除。

（4）完全脊柱裂型　指双侧椎板发育不全伴有棘突缺如者，形成一长型裂隙。此型在临床摄 X 线平片时常可发现，其中 90% 的病例并无症状。

（5）混合型　指除椎裂外尚伴有其他畸形者，其中以椎弓不连及移行脊椎等多见。

其他辅助检查：正位、侧位 X 线片能显示脊柱裂及浮棘，显性脊柱裂的膨出亦可显示。

四、临床表现

（1）局部皮肤异常　最常累及为第 5 腰椎和第 1 骶椎，病变区域皮肤大多正常，但少数显示色素沉着、毛细血管扩张、皮肤凹陷、局部多毛等异常。严重的可见到腰骶部皮肤隆起或肿块，或皮肤呈瘢痕样改变，可能伴有分泌物或感染。

（2）下肢感觉运动功能障碍　如下肢和会阴部的深浅感觉障碍，表现为下肢常发凉、发麻、足底与臀部产生营养不良性溃疡，严重者烫伤或割伤时仍不知道疼痛；下肢运动功能障碍尤其是足和踝的力量弱，严重时双下肢无力，肌张力减弱或增加，腱反射消失，肌肉萎缩变形。

（3）大小便功能障碍　表现为大便困难、秘结，严重的肛门括约肌松弛无力、大便失禁、肛门反射减弱或消失。小便异常为脊柱裂的各种病理变化引起神经源性膀胱所致，表现为排尿困难、尿急、尿频，学龄时仍然经常遗尿、尿失禁、尿潴留等，严重者晚期引起输尿管肾盂积水，最后导致肾衰竭。

（4）下肢疼痛　腰骶部、会阴部、臀部及下肢疼痛，隐性脊柱裂常伴有慢性腰痛，且多在成年后出现。

五、辅助检查

① 脊柱 X 线平片可显示出脊柱裂、中线骨性结构、半侧椎体和椎间盘异常。
② CT 能清晰地显示出脊柱与脊髓的畸形改变。
③ MRI 检查可见脊髓圆锥下移，终丝变粗。

六、诊断

1. 显性脊柱裂

由于患儿体表上的畸形，早期即为家人或助产士所发现。视脊膜、脊髓等膨出的程度，脊髓有无发育不全，以及早期在处理上是否合理等的不同，在临床上可出现程度悬殊的主诉与体征。神经组织损害严重者，可出现双下肢弛缓性瘫痪及大小便失禁等，而单纯脊膜膨出者则可能无任何主诉。本病的诊断不难，可根据后背中线囊肿、其随哭声而饱胀、伴或不伴神经症状等而诊断与鉴别诊断。

2. 隐性脊柱裂

（1）80%以上的病例临床上并无任何主诉，亦无明显体征，多在体检时偶然发现。

（2）浮棘者　因腰骶部后结构发育不良，易出现腰肌劳损等慢性腰痛症状，压迫局部可有痛感或下肢神经放射症状，尤以腰椎过度前屈或后伸时最为突出。确诊需依据正位 X 线平片或 CT 检查。

（3）吻棘型病例　易过早出现腰痛，尤其是腰部后伸时，可因吻棘的尖部嵌入裂隙致深部组织受压而出现疼痛，严重者向双下肢放射。确诊尚需依据正位、侧位 X 线平片等。

（4）合并其他畸形者　症状多较明显，易在早期摄片时确诊。

七、治疗原则

早期手术即出生后 1～3 个月手术，能避免囊壁破裂和继发化脓性脑膜炎，保护神经功能。

手术禁忌证：巨大的胸腰部脊髓脊膜膨出有严重的下肢瘫者；合并严重脑积水有明显智力发育不全者；有其他严重畸形；出生时有严重大脑损伤、颅内出血、小头畸形、脑发育不全者。

手术原则：松解粘连和栓系，避免损伤神经，囊壁及覆盖的硬膜、筋膜及皮肤应分层紧密缝合，皮肤必须无张力缝合。终丝切断术；脊膜修补（硬膜囊重建）；脊髓栓系松解术；椎管脂肪瘤（错构组织）切除；脊髓纵裂骨性分隔切除；脊髓空洞蛛网膜下腔分流术；其他如皮毛窦、皮样囊肿、表皮样囊肿及畸胎瘤应切除。

八、护理措施

1. 术前护理

（1）心理护理　刚入院患者因对疾病知识的缺乏，一般都有焦虑、烦躁，故应做好环境、工作人员介绍，减少陌生感。讲解疾病相关知识，向患者及家属讲解成功案例，增加患者自信心，让其感受到医护人员对他的关心。

（2）术前准备　讲解麻醉方法、手术方式、术后体位以及术后需留置的各种导管。做好皮肤准备、药物过敏试验。

2. 术后护理

（1）生命体征的观察及卧位　术后给予患者持续心电监护及氧饱和度监测，严密观察血压、心率、氧饱和度变化，术后 1h 内每 10min 监测 1 次，平稳后改为 30min 监测 1 次，6h 后生命体征平稳改每 2h 1 次，持续心电监护 48h。术后 3 日内每 4h 测体温 1 次。腰背部手术，术后予俯卧位、侧卧位交替，防止伤口受压而影响血液循环，防止大小便浸湿、污染伤口。

(2) 呼吸系统护理　术后予吸氧，予以 1～2L/min 持续低流量吸氧，术后 6h 予协助并鼓励多翻身，叩背每 4～6h 1 次，雾化吸入每日 2 次，指导并鼓励患者主动咳嗽每日 3～5 次，以促进肺部感染的消退。

(3) 切口和引流管的护理　①观察切口有无渗血、渗液、红肿、疼痛等情况，及时更换敷料。引流管保持通畅，定时挤压以防止堵塞，注意观察引流液的性质、颜色及量并做好记录。②观察伤口有无红肿及渗液，每日可红外线照射伤口 2 次，每次 30min，有利于促进伤口愈合。③应每天测量并记录头围。如头围进行性增大，前囟压力高，可行前囟门穿刺放液，或应用脱水药，以降低颅内压。注意观察有无脑脊液漏、急性脑积水的发生。

(4) 饮食护理　术后 6h 进流质饮食，逐步过渡到普通饮食，少量多餐。

(5) 预防感染　为避免大小便污染伤口，拆线前不可让患儿坐起，更不可采取仰卧位。对大小便失禁者，应及时更换床单，并注意用宽胶布封闭近肛门处纱布边缘。

(6) 皮肤护理　昏迷、卧床患儿不能自动翻身，皮肤抵抗力差，皮肤易受潮湿、渣屑的刺激而引起压疮的发生，因此要做好皮肤护理，睡气垫床，保持床单的平整、清洁、干燥，每 1～2h 翻身 1 次，翻身时动作应轻柔，避免拖、拉、推，并用 50% 红花酒精按摩骨突处，促进局部血液循环，防止压疮的发生。

九、出院指导

① 术后 1 个月内避免较剧烈的活动，防止伤口裂开。

② 保持伤口敷料的干燥、清洁，必要时回院换药。

③ 加强营养，食用高蛋白、粗纤维、易消化食物，适当限制盐的摄入量，少量多餐。

④ 术后 2 周复查，注意大小便及双下肢活动情况，与术前比较神经功能有无加重，如有异常及时随诊。

第七节 · 脊髓脊膜膨出

一、概念

脊髓脊膜膨出是部分性脊柱裂中的常见类型，指在脊柱裂的基础上，椎管内的脊膜和（或）脊髓神经组织向椎管外膨出，是一种先天性神经系统发育畸形，由于先天性椎板发育不全，膨出组织多在局部形成大小程度不等的囊状隆起，有作者称为囊性脊椎裂。如仅有脊膜膨出而无脊髓组织膨出，称脊膜膨出。若脊髓神经组织与脊膜同时膨出，而膨出囊有完整的皮肤或假上皮覆盖，称为脊膜脊髓膨出。全球发病率为0.05%～0.1%，是新生儿致残和致死的重要原因之一。

二、病因

脊髓脊膜膨出是由多种因素综合作用导致的，主要包括环境因素和遗传学说。脊髓脊膜膨出可能与孕期健康状况有关，孕期感染病毒、吸烟、喝酒、缺乏叶酸等都可能导致胎儿发生脊髓脊膜膨出。在胚胎发育第18～21周，神经管闭合缺陷可导致椎板发育不全，脊髓和脊膜通过缺陷的椎板向椎管外膨出。

三、病理分类

依照病理与形态以及合并的畸形组织可分为下述几类。

（1）单纯脊膜膨出　单纯脊膜膨出者的囊腔内壁为硬脊膜及蛛网膜构成，与皮肤共同组成囊肿样包块，囊内充满了无色、透明的脑脊液，无神经组织，或仅见一条细纤维束带连至脊髓表面，其特点是脊髓及其神经根的形态和位置均正常，囊腔通过椎板缺损处形成较细的颈，有时此颈被粘连封闭。少数患者的膨出囊外表皮肤呈瘢痕样改变。

（2）脊髓、脊膜膨出　脊膜囊从椎板缺裂处膨出，大小不一，基底多较广。囊内衬里为硬脊膜，囊颈一般较宽。囊内容物有两种情况。

① 伴有少数神经根突向囊内并附着于囊壁，即膨出囊内存在有神经根和脑脊液的成分。

② 腰骶部脊髓、脊膜膨出，囊内有脊髓及神经根突入和附着。脊髓与神经组织有的突入至囊内之后，又卷曲、返回于椎管的硬脊膜囊内。膨出囊内充有脑脊液，有时囊内为纤维束带分隔成小房或小囊。突向囊内的脊髓与神经组织可能与囊壁之间只有疏松粘连，但有的则与囊壁呈坚固性粘连，甚至融合为一体而难以分离。因此神经损害的程度差别甚大。一部分病例包囊表面的皮肤菲薄，或为瘢痕样，个别情况呈鳞状上皮癌样改变。

部分脊膜膨出与脊髓、脊膜膨出及脂肪瘤合并存在，称为"脂肪瘤型脊膜膨出"合并"脂肪瘤型脊髓和（或）脊膜膨出"。此种病变有时包块很大，其基底多较宽大，且包囊肥厚。

（3）脊髓外露或脊髓膨出　此型最为严重，临床较为少见。特点是除椎管和脊膜均敞开外，脊髓本身有时也完全裂开成为双重脊髓畸形。病区常有脑脊液从裂隙或脊髓四周漏出；神经系统症状极重，多为完全性瘫痪，大小便失禁。

四、鉴别诊断

（1）骶尾部畸胎瘤　骶尾部畸胎瘤位置较低，大小不等，形状不规则，硬度不均匀，为囊实性混合的肿物，位置多偏向一侧。肿物内常有实质性组织，如骨骼、牙齿、软骨等。

（2）脂肪瘤　脂肪瘤柔软，表面皮肤虽高起，边界清楚，常呈分叶状，透光试验阴性，与椎管不相通，穿刺抽不出脑脊液。但脊柱裂常合并该部位的皮下脂肪瘤，更应注意的是与脂肪脊髓脊膜膨出型的鉴别。

（3）皮样囊肿　囊肿由结缔组织构成，囊肿较小，与皮肤紧密相连，可以移动，为实质感。透光试验阴性。与椎管不相通，压迫时囟门没有冲动感。

五、临床表现

临床上脊膜膨出与脊髓脊膜膨出的表现可分为以下三方面。

（1）局部包块　婴儿出生时，背部中线、颈、胸或腰骶部可见一囊性肿物，包块呈圆形或椭圆形。

（2）神经损害症状　单纯的脊膜膨出可以无神经系统功能症状，脊髓脊膜膨出症状多较严重，有不同程度的双下肢瘫痪及大小便失禁。

（3）其他症状　少数脊膜膨出向椎管侧方或咽后壁、胸腔、腹腔及盆腔内伸展者，可表现膨出囊压迫邻近组织器官的症状。一部分脊膜膨出患儿合并脑积水和脊柱侧弯等其他畸形，可出现相应的症状。

六、治疗原则

1. 西医治疗

此类病变在处理原则上均应采取手术治疗，通常手术时期愈早则效果愈好。

2. 手术基本要点

① 切除脊膜膨出囊和修补软组织缺损。对单纯性脊膜膨出者，经此手术可以获得治愈。

② 探查脊髓与神经根向脊膜囊内膨出的情况，宜在手术显微镜下将其进行游离和分解，使之还纳于椎管内，绝不能盲目地予以切除。

③ 对于脊髓、脊膜膨出手术，通常需要向上、向下扩大椎板切开范围，以便于对椎管内进行探查和处理，这有利于将膨出神经组织还纳。

④ 对合并脑积水且出现颅内压增高症状者，应先做脑积水分流术，以缓解颅内高压，第二步才做脊膜膨出切除修补术。

⑤ 伸向咽后壁、胸腔、腹腔、盆腔的脊膜膨出包块，常需进行椎板切开，并邀请相关学科医师施行咽后壁、胸腔、腹腔、盆腔内的联合手术。

3. 麻醉与体位

手术多在局麻加强化麻醉下进行，也可根据情况采取基础麻醉或全麻。体位一般取俯卧位。

4. 手术切口

视包块大小、形态而采用直切口或横切口。直切口较有利于向上、向下扩大椎板切开进行探查。

5. 手术步骤

第一步做皮肤切开，游离脊膜囊至靠近椎板缺裂处，若膨出囊过大，应先用穿刺针排出囊内液体，以便缩小其体积，并探查需要扩大椎板切开范围；第二步做囊内容物探查，游离神经组织并按其不同情况进行处理，达到使神经组织还纳的要求，尚可同时做椎管内探查；第三步切除与修补膨出囊，以及加强缝合修补其外之肌膜层。骨缺损无需修补。

6. 婴幼儿手术

婴幼儿进行脊髓、脊膜膨出手术时，需结合其全身情况与承受手术的耐力进行综合考虑。手术中的输液、输血应有保障，这很重要，以免术中发生失血性休克而出现生命危险。

7. 特殊类型脊膜膨出的处理

例如突向咽后壁、胸腔、腹腔、盆腔者，需要施行联合手术。其处理原则基本相同。手术后应用抗生素防止感染，并需预防发生脑脊液漏，以保证修复手术的成功。

七、护理措施

1. 术前护理

（1）术前指导　指导并协助患者完成相关检查，嘱患者注意个人卫生，帮助患者练习床上大小便方法。

（2）心理护理　患者均有不同程度的紧张、恐惧、焦虑，因此护理人员要关心、体贴患者，与患者交谈。向患者讲解手术目的、方法，并列举同类手术患者的良好预后情况。同时向家属做好解释工作，帮助患者树立信心，积极配合护理人员完成术前各项准备。

（3）皮肤准备　患者入院后，采用卧位位或俯卧位，保持膨出部位及周围皮肤干燥，同时避免膨出物受压、破溃、感染，要注意保持个人卫生，对已破溃及皮肤有糜烂的应先对症治疗，用红外线照射局部使其干燥，创面结痂后早日手术治疗。

（4）手术前准备 手术前日常规准备，并嘱患者禁食禁水 12h，注意休息，防止感冒。术晨备皮，术前 30min 静脉滴注抗生素，肌内注射麻醉用药，留置导尿管。

2. 术后护理

（1）密切观察生命体征，保持呼吸道通畅 ①床旁持续心电监护，观察体温、脉搏、呼吸、血压的变化并做好记录；加强巡视，每 30min 一次，及时准确地观察病情变化，在自主观察的同时还应注意多倾听患儿家属的反映，任何微小的变化都应引起警惕并及时查明原因。②观察患儿意识、瞳孔、生命体征及囟门形态，测量并记录头围，以便及时发现脑积水。③术后麻醉未清醒前取平卧位，头偏一侧，防止误吸，麻醉清醒后，前 1~6h 侧卧位，6~12h 俯卧位，改变体位后应密切注意呼吸变化。④当有痰液堵塞时，应及时给予吸痰，吸痰时应选择适宜吸痰管，插入深度要适宜，吸痰时动作要轻柔，每次吸痰时间应小于 15s，以免造成呼吸道黏膜损伤。

（2）伤口观察与护理 向患者及家属强调俯卧体位的重要性，加强大小便管理，由于切口位置与肛门会阴部接近，要防止大小便污染辅料，若有污染应及时更换。指导家属每次排尿排便后用温水清洗臀部，并用软毛巾擦干，涂以鞣酸软膏，防止大小便对会阴部皮肤的刺激。保持大便通畅，必要时用开塞露通便，减轻切口张力，利于伤口愈合。观察伤口有局部有无肿胀、发红、压痛等反应，及时向医生汇报并处理，遵医嘱准确使用抗生素和减轻组织水肿的药物。注意观察局部皮肤是否隆起，切口引流液的颜色、量及切口敷料的干燥程度是早期发现脑脊液漏的关键。

（3）疼痛的观察与护理 家属应注意观察患儿情况，消除疼痛原因，解除疼痛。分散和转移患儿对疼痛的注意力。减少患儿哭闹，以防止颅内压增高及脑积水的发生。

（4）尿管护理 妥善固定尿管于下腹部或大腿根部，防止折叠、受压、扭曲。每日用生理盐水冲洗膀胱一次，注意冲洗速度不宜过快，以免引起患儿不适。观察尿管是否通畅，如有堵塞或滑出应及时冲洗或请医师调整。观察尿液的量、颜色。告之家属导尿管的重要性，注意保护。保持尿道口清洁，每日会阴擦洗 2 次，防止尿路感染。增强营养，鼓励多饮水，通过尿液的排出起到生理性冲洗的目的。

（5）皮肤护理 因患儿术后采取俯卧位时间较长，要加强皮肤护理，每 2~4h 翻身 1 次，双肘部及双膝部按摩 2~3 次，每次 5~10min，避免引起压力性损伤。因肛周离术后伤口较近，大小便后清洗会阴部及肛周，保证会阴及肛周的清洁干燥，以免污染伤口敷料造成感染。患儿术后常合并肛门括约肌张力下降、膀胱功能受损等并发症，注意预防。保持床单位的干燥、整洁。

（6）肢体功能训练 术后肢体功能训练有助于改善肌肉的血液循环，在病情稳定的情况下，协助家长对患儿进行肌肉按摩，用手掌从肢体远端向近端旋转，并做膝关节屈伸运动、踝关节旋转运动和背伸运动、肢体上举运动，2~3 次/天，每次 20~30min，防止肌肉萎缩和关节僵直畸形，促进静脉回流，防止血栓形成。术后第一天协助患者做直腿抬高练习，初次由 30°开始，2 次/天，每次 10 下。练习中动作要轻柔，缓慢平稳，切忌用力过猛和拉扯动作，以免造成再损伤。

（7）饮食护理　患儿清醒后，无恶心、呕吐者均可进食。开始可给少量水，进而过渡到半流食，之后可进食高蛋白、高维生素、高能量、易消化的食物，维持正常生理代谢，以保证切口愈合及机体恢复。

（8）膀胱排尿功能训练　患者术后易发生尿潴留，应给予保留导尿，每日用 1:5000 呋喃西林液 50～100mL 冲洗尿管并更换尿袋 1 次，术后 3～4 天开始试夹闭尿管，日间每 3～4h 放尿 1 次，夜间每 6h 放尿 1 次，以训练患者排尿意识。同时采用热毛巾湿敷并按摩膀胱区、听流水声诱导等方法引起排尿反射，指导家属培养患者定时定量饮水、定时排尿的习惯。一般 5～6 天拔除尿管后均能顺利排尿。

（9）体位　术后常采取俯卧位和侧卧位。麻醉未清醒时去枕平卧位，头偏向一侧，保持呼吸道通畅，随时清除呼吸道分泌物或呕吐物；麻醉清醒后，取侧卧位，在臀部和背部各垫一小枕，以防止脑脊液漏的发生。建立翻身卡，每 2h 翻身一次，并记录，以预防压疮。翻身时动作轻柔，减轻局部张力。为预防压迫肿物及术后脑脊液漏的发生，向家长讲述术后俯卧位的重要性，指导床上练习俯卧位或侧卧位，也可让患儿俯卧在母亲身上吃奶或双肘关节撑床玩游戏。

（10）心理护理　脊髓脊膜膨出的治疗和康复需要长期坚持，很多家长对该病的治愈缺乏信心，同时康复也需要坚实的经济后盾，因此，医护人员应关心、理解患儿家长，根据患儿家长的文化程度、情绪、经济状况进行健康宣教，针对不同情况进行有效沟通，掌握患儿家长的心理状态并给予帮助。向家长讲解此类疾病通过手术缓解症状后，通过长期的康复锻炼，预后非常好的案例，增强患儿家长的治疗信心。

3. 并发症护理

（1）高热的护理　脊髓脊膜膨出患儿术后 1～2 天开始易出现夜间高热现象，体温常迅速升至 39℃以上。针对这种发热特点，夜班护士应勤量体温，及时处理：①告知患儿家属发热时小儿的衣服和被褥不要过多、过厚，否则易导致高热不退；②病房内保持空气流通；③高热可使消化功能减弱，致使患儿食欲缺乏，可给予易消化、富有营养的饮食或通过静脉及时补充液体，避免高热脱水；④应多给患儿补充水分，以利体内毒素排泄，降低体温。对体温在 37.6～38.5℃的患儿，采用多喝温开水和温水擦浴等方法进行降温处理。体温在 38.5℃以上时，可在物理降温的基础上服用退热药。在退热过程中患儿常会大汗淋漓，衣被被汗液湿透，应及时更换，避免受凉，否则易并发肺炎。

（2）脑脊液的观察和护理　密切观察切口有无渗出以及切口敷料的干燥程度是早期发现脑脊液漏的关键，严密观察硬脊膜引流液的颜色、性质及量，术后 24h 常规拔除硬膜引流管，拔除引流管后应严密观察伤口敷料。若有大量清亮液体渗出或切口敷料被清亮液体浸湿，更换敷料后不见好转，则为脑脊液漏。一旦出现脑脊液漏，立即采取头低脚高俯卧位，抬高臀部或床尾抬高 25°，伤口局部用无菌棉垫加压包扎以达到减少脑脊液漏的目的。当脑脊液漏加压包扎时，患儿取俯卧位制动。为防止伤口感染应及时更换敷料，渗出严重者应行补硬膜治疗。

（3）急性脑积水　当患儿出现烦躁、哭闹、呕吐、抽搐、高热时应及时检查前囟情况，如出现囟门隆起、张力增高、头围渐增大等意味着颅内压增高及脑积水的发生，应立即报告医生，同时应将患儿取侧卧位或头侧位，抬高头部，防止呕吐误吸而引起呼吸困难、窒息。遵医嘱采用脱水疗法，控制摄入水量，注射 20%甘露醇，降低颅内压。

八、出院指导

① 出院前对患者及家属给予心理辅导，增强战胜疾病的信心，指导家属随时注意观察大小便自控情况，每日按摩膀胱区 2~3 次。

② 嘱咐家属坚持对患者进行肢体功能训练，不可废弃，也要避免过度运动。

③ 合理安排饮食，应多给高蛋白、高热量、高维生素食物，如牛奶、鸡蛋、瘦肉、动物肝脏、新鲜蔬菜、水果等。

④ 做好患儿家长宣教工作，避免剧烈活动，保持切口清洁干燥。天冷时注意保暖，避免受凉，禁用热水袋。避免患儿过多哭闹，以防修补好的脊膜破裂，椎管内容物再膨出。

⑤ 对肢体运动感觉障碍者，教会家长康复锻炼方法，加强患儿的安全管理。

⑥ 大小便失禁的患儿应及时更换污染衣服，保持肛周、会阴部皮肤清洁、干燥。观察伤口周围皮肤有无肿胀、隆起。

⑦ 告知家长出院后 1 个月复诊 1 次，半年后每隔 3 个月复诊 1 次，连续 2 次；1 年后每 6 个月复诊 1 次。若发现原有症状加重，手术部位发红、积液、渗液等，要及时就诊。

第八节 · 椎管内囊肿

一、概念

椎管内囊肿是椎管内的一种良性肿物，好发于腰骶部椎管，多是由于椎管内细菌感染，被正常的组织控制包裹而形成的，或者是由椎管内组织异常发育所形成，从而引起椎管内脊髓和神经根的受压。一般情况下不大，绝大多数患者无临床症状。

发生于椎管内的囊肿性病变临床上并不少见，可以发生在髓内、硬膜下或硬膜外。可分为肠源性囊肿、表皮样囊肿和蛛网膜囊肿。

二、病因

① 各种原因的蛛网膜下隙出血后红细胞积留，使神经根处神经外膜及神经束膜粘连，导致局部脑脊液循环障碍。

② 因外伤使局部硬脊膜、蛛网膜发育形成薄弱环节，逐渐形成囊壁的一部分。

③ 先天发育异常所致。

④ 本病有家族倾向，患者常同时伴有其他发育异常。

高危人群：不健康饮食习惯者；吸烟者；长期失眠、精神压力大、孕期情绪低落者；长期处于致癌物质或者处于致癌环境中的人；缺乏运动，免疫力低下者；长期酗酒者，肥胖、超重、高血压者等。

三、病理分类

（1）硬脊膜外腔囊肿　　位于椎管内的硬脊膜外，内有大量清亮的液体，因囊肿有完整的包膜，可将其与周围组织游离后摘除。

（2）硬脊膜内囊肿　　通常位于髓外硬脊膜下，并与软脊膜紧密粘连，故与脊髓关系很密切，包括神经源性肠性囊肿和蛛网膜囊肿，主要表现为蛛网膜下隙的软组织块影，脊髓受肿块的压迫而明显变形或推移，伴肿块邻近的蛛网膜下隙增宽。

（3）椎间滑膜囊肿　　起自脊椎关节突关节旁，病理检查示蒂附着于关节囊内囊内充满草黄色、清亮的滑液。

四、临床表现

椎管内囊肿病程缓慢，多以腰腿疼痛、下肢麻木与无力发病，临床症状不典型。MRI 检查特点如下。

1. 肠源性囊肿

病变多位于颈胸段，典型位置为髓外硬膜下脊髓腹侧正中，少数也可位于髓内或硬膜外。MRI 显示囊肿通常呈椭圆形，长轴与脊髓走行方向一致，也可形态不规则。囊肿边缘光滑，对脊髓造成明显压迫，囊壁薄而均匀。部分囊肿可与腹腔内囊肿相通，似乎镶嵌于髓内，即"嵌入征"。

2. 表皮样囊肿

有两个好发部位，一个是胸段，特别是 T4～T8，另一个是腰段和圆锥，几乎不发生于颈段。皮样囊肿多位于腰骶段，颈胸段少见。多数表皮样囊肿和皮样囊肿位于髓外硬膜下，硬膜外或髓内少见。较小的囊肿呈圆形或椭圆形，境界清楚，囊肿较大时形态多不规则，可累及数个椎体节段。囊肿位于脊髓圆锥以上者，可对脊髓造成明显的压迫；位于圆锥以下者，可以压迫周围骨质，造成骨性椎管的扩大。

3. 蛛网膜囊肿

① 椎管内硬膜外蛛网膜囊肿（Ⅰa型）：MRI表现有一定特征性，囊肿呈囊袋状，边界清楚，边缘光滑，位于脊髓背侧，病变节段椎管增宽，硬膜囊及脊髓受压。增强扫描后，囊壁及囊液均无强化。

② 骶管内蛛网膜囊肿（Ⅰb型）：囊肿呈卵圆形、串珠形或不规则形，边缘光滑。

③ 根性囊肿（Ⅱ型）：发生于神经根袖，常偏向于一侧。囊肿可以发生在任何脊柱节段，并可以向椎间孔或骶管内延伸，囊肿呈卵圆形、条带状或哑铃状，其内有神经根通过。

④ 椎管内硬膜下蛛网膜囊肿（Ⅲ型）：囊肿可发生于椎管内任何节段，通常位于脊髓背侧，呈圆形、带状或不规则形。囊壁菲薄，增强扫描后，囊壁及囊液均无强化。

临床特征如下。

① 腰腿痛或间歇性跛行，非手术治疗无效，影响生活和工作。

② 腰腿痛伴下肢肌力、感觉减退。

③ 会阴部疼痛或感觉减退，大小便失禁，性功能障碍等。

④ 囊肿巨大，骶管明显扩张大，椎体破坏严重。

五、辅助检查

（1）X线脊柱检查　腰骶部及骨盆X线片列为常规检查，借此可以观察椎管、椎板及椎体的病变情况，辅助诊断。

（2）CT检查　可判断肿块的密度、均匀度、边界等情况，判断肿块的良恶性。

（3）MRI检查　显示囊肿大小、数目、位置且软组织分辨率高，可显示囊肿内结构及与周围组织的关系，是确诊椎管内囊肿的最佳手段。

六、治疗原则

对于囊肿较小的患者或者年老不愿承担手术风险的患者，应当采取非手术治疗；对于囊肿较大的患者，应当进行手术切除根治，并积极治疗并发症，改善生活方式。

（1）非手术治疗　使用中药治疗，局部针灸、推拿、按摩，可适当服用消炎药，如头孢菌素类等药物。

（2）手术治疗　椎管内囊肿可以进行开窗手术，切除椎管内的囊肿，通常创伤相对比较大，但是切除囊肿比较彻底，注意手术过程中保护好血管、神经，切除以后标本送病理检查。椎管内囊肿术后有复发的可能性。也可进行微创手术治疗，需要在全麻下用椎间孔镜对椎管内囊肿予以切除。

七、护理措施

1. 术前护理

（1）心理护理 由于病程长，肢体感觉及运动障碍，疼痛折磨，加之脊神经受损所致的排便、排尿功能障碍，患者易情绪烦躁、焦虑、恐惧等。护士要详细介绍病区环境，使患者尽快熟悉新的环境。护士应倾听患者主诉，了解患者内心想法，尽量协助患者满足心理和生理上的需要，向患者讲解疾病相关知识，介绍成功案例，增强患者战胜疾病的信心。

（2）术前指导 协助医生及帮助患者完成各种术前检查，及时收集患者的各种检查诊断资料，如 CT 及各种报告单等；指导患者进高营养饮食，增强体质，提高组织修复和抗感染能力；术前进行多项功能锻炼，如卧床患者进行排尿训练，使患者尽早适应排尿变化，减少术后排尿困难。肺功能锻炼，指导患者正确咳嗽，深呼吸，轴线翻身，做扩胸运动，有吸烟史及呼吸系统疾病者应戒烟并进行化痰治疗，术前适应胸式呼吸等，避免术后并发症或减轻并发症带来的痛苦，促进康复。了解患者的全面情况及有无手术禁忌证等。

（3）肠道准备 为防止术中肛门括约肌松弛造成手术污染和防止术后腹胀、便秘等，术前禁食 12h、禁饮 6h，术前晚及术晨灌肠。由于患者可能存在肛肌松弛，常规量灌肠难以保留，故予多次小量不保留灌肠。灌肠时垫高臀部 10cm，灌肠量每次不超过 200mL，插管深度 12~14cm，缓慢拔管，选用 20~22 号肛管，多次灌肠直至排出液澄清、无粪质。

2. 术后护理

（1）体位护理 待患者生命体征平稳后给予头低脚高位，并定时轴位翻身，俯卧位、侧卧位交替，防止因持续平卧位、伤口处肿胀造成压疮发生。翻身时动作应轻柔，避免拖、拉、推，并用 50%红花酒精按摩骨突处，促进局部血液循环，防止压疮的发生。硬膜外麻醉后患者，因交感神经阻滞，周围血管扩张，血压多受影响，故术后应平卧 4~6h。平卧能压迫伤口止血，避免脑脊液从手术区硬脊膜损伤处漏出，并可防止残留麻醉药物的影响。头低脚高位的重要性：①因术中切开硬脊膜，头低脚高位可使脑脊液压力降低，此体位可防止头痛；②防止术后脑脊液漏；③此体位使膈肌上抬，利于减轻腹压。腹内压的升高能引起颅内压相应升高，加之硬脊膜损伤，会增加脑脊液漏的危险。

（2）生命体征的监测 术后床边心电监护，动态监测并每小时记录 1 次。严密观察意识、瞳孔、呼吸节律和频率、血氧饱和度及循环系统的变化，如血压、尿量、口唇、甲床颜色。准确评估术后脊髓功能恢复情况，如呼吸道功能，吞咽功能，肢体的感觉、运动，排便、排尿情况，皮肤完整性等。警惕颈段手术水肿、血肿压迫延髓和上颈髓引起呼吸肌麻痹及循环系统变化，如呼吸缓慢、心动过缓、心律失常等。应备好简易呼吸器囊、吸痰器、呼吸机等抢救用物。因头低脚高位可使膈肌上抬，对呼吸系统造成一定影响。有患者术后 2h 出现血氧饱和度下降至 87%～90%，后经腹式呼吸，单侧鼻导管吸氧 30min 后，血氧饱和度保持在 95% 以上。

（3）心理护理　术后患者常出现恶心、呕吐、伤口疼痛不适等，护理人员应及时与之交流。耐心听取倾诉；嘱其安静休息，必要时按医嘱使用止吐药、止痛药。

（4）饮食护理　术后常规禁食 6h 后改为流质饮食，给患者松软、低盐、低脂、高纤维、易消化的食物。切忌刺激、坚硬的食物及饮酒，按时给患者用餐，良好的进食习惯能增加患者食欲，提高自身机体抗病能力，提高临床治疗效果，缩短病程。

（5）引流管护理　保持引流管通畅，防止受压、扭曲、脱出；密切观察引流液的颜色、性状、量及患者的神志、瞳孔、生命体征变化；置管周围每天换药，严格执行无菌操作，防止发生感染，观察头部敷料情况，如有渗液、敷料移位或敷料松脱应及时报告医生并处理；当病情稳定、脑脊液循环通路通畅后可考虑拔管，拔管前应试夹管 24h，通过观察患者的临床表现并结合动态影像学检查决定能否拔管。拔管前后做好患者及家属的宣教及心理护理。

（6）留置导尿管护理　患者通常选用 16 号带气囊的导尿管，每日更换引流袋，严格无菌操作，保持引流通畅。若患者存在尿失禁，采用白天每隔 2～3h、夜晚每隔 4～6h 放尿 1 次，并按压膀胱区以排出残余尿，观察每次尿量多少，以利于膀胱功能恢复。

（7）术后镇痛　有效的镇痛能防止术后高血压、心律失常和心肌缺血的发生，改善肺功能，降低肺炎、肺不张等肺部并发症，减少血栓性并发症的发生。准确及时评估患者的疼痛程度，遵医嘱及时给予药物止痛，近年来自控泵镇痛在临床上取得了满意的效果，成为大手术后镇痛的主要方法。①手术后，可遵医嘱给予患者口服镇静类、止痛类药物，必要时肌注哌替啶等，可有效控制切口疼痛。②大手术后 1～2 天内，可持续使用患者自控镇痛泵进行止痛。③协助患者取舒适体位，有利于减轻疼痛，指导患者在咳嗽、翻身时用手按压切口部位，以减少对切口的张力性刺激。④耐心解释、安慰，或分散患者注意力，以减轻患者对疼痛的敏感性。

（8）脊髓损伤护理　观察患者生命体征变化，每小时观察四肢运动、感觉情况，并与术前比较，倾听患者主诉，观察切口渗血、引流液量及颜色。椎管内手术早期突发神经功能变化多开始于术后 6h 内，护士细致观察及时捕捉到患者四肢瘫痪渐进性加重、双下肢肌力下降、感觉障碍平面上移、呼吸困难等信息，前后进行比较，及时发现细微变化，及时报告，及时处理。如胸段肠源性囊肿术后 24h 后患者主诉双下肢沉重、麻木，查体见双下肢肌力由Ⅵ级降至Ⅱ级，应立即通知医生，遵医嘱应用脱水药、甲泼尼龙及神经营养药，并行 MRI 检查。及时指导协助患者行功能锻炼，密切观察肌力恢复情况。

（9）康复训练 术后脊髓内压力缓解，脊神经得到保护，术后尽早行康复功能锻炼，预防并发症。术后麻醉清醒，生命体征平稳，观察四肢运动感觉无异常，即可行双下肢的肌肉及关节活动，包括被动运动、主动运动，穿压力梯度弹力袜，如无禁忌可用气压治疗仪 6h 1 次，促进静脉血流，预防下肢深静脉血栓形成。术后第 1 天即可床上主动练习直腿抬高，膝关节伸屈，股四头肌收缩，踝关节的伸或屈，每次 15min，3～4 次/天，轴线翻身，以患者的需要为中心，翻身不少于 2h 1 次。采用引导宣教进行康复训练，激发患者主动参与的积极性。术后根据病情，根据患者感觉情况，下肢肌力达Ⅵ级以上，戴头颈胸支具进行端坐训练，床头抬高 30°～40°患者无头晕、心悸、恶心、呕吐、切口疼痛加剧等情况时，按 60°～90°床边坐、床旁站、床边走的顺序进行康复锻炼。第 1 次下床要有医护人员搀扶，行走根据患者的感受，鼓励患者做力所能及的事，因人而异逐渐增加活动量和活动范围。

（10）基础护理 保持清洁和舒适，高热患者在退热过程中往往大量出汗，应及时擦干汗液，更换衣被；条件允许应洗头、洗澡以保持皮肤的清洁，但要防止着凉，避免对流风。加强口腔护理，每日早、晚应进行口腔护理，饮食前、后均应漱口，观察舌苔、舌质，保证口腔卫生。口唇干燥者可涂以液状石蜡或稀甘油，有疱疹者可用抗生素或抗病毒软膏。保持室内空气新鲜，加强通风，调整被盖，限制活动等。

3. 并发症的观察与护理

（1）高热 高热患者的病室温度要适宜，不可过高亦不可过低，过高对散热不利，过低易复感外邪而加重病情。室温可保持在 20～22℃，高热患者口咽容易干燥，冬天可在暖气上放一盆清水，使其蒸发，条件许可使用加湿器。另外，还要保持病室空气新鲜，周围环境安静，室内光线应柔和，避免强光刺激。由于手术创伤的反应，术后患者的体温升高，变化幅度在 0.5～1℃，称之为外科手术热，于术后 1～2 日体温逐渐恢复正常。术后 24h 内的体温过高（>39℃），常因为代谢性或内分泌异常、低压、肺不张和输血反应等。术后 3～6 日体温降至正常后再度发热，则要警惕继发感染的可能。对于发热患者，除用退热药物或物理降温外，还应结合病史进行如血常规、尿常规、X 线胸片、B 超、创口分泌物涂片和培养、血培养等检查，以寻找病因并进行针对性治疗。

（2）泌尿系感染 ①会阴部潮湿容易引起泌尿系统感染，从而增加患者的痛苦。保持尿液引流通畅，防止尿液反流，留置导尿管后，导尿管及集尿袋应妥善固定。导尿管和引流管不能扭曲、受压，也不可固定于患者大腿上部。引流管、集尿袋不能高于患者耻骨联合，以免尿液倒流引起泌尿系逆行感染。密切观察引流出尿液的颜色、气味并及时记录，每周查尿常规 2 次及尿培养 1 次，发现异常如尿液浑浊、烧灼感、疼痛、臭味等情况时，则应考虑可能有泌尿系感染，立即报告医师以便及时应用抗生素。②保持尿道口相对无菌，先用 0.02%高锰酸钾液清洗会阴及尿道口，然后用 0.1%苯扎溴铵或碘伏清洗会阴及擦洗尿道口，以免粪便中细菌进入泌尿系统。鼓励患者多饮水，2000mL/d，以利排尿并且冲淡尿液，同时嘱患者多活动利于尿液沉积物流出，防止感染。

（3）脑脊液漏　术后足高俯卧位，伤口应用沙袋加压包扎；尽量不放置引流。若需要放置引流的，为了避免脑脊液大量流出，以封闭引流为好。年龄较大者，静滴的滴速应控制在 40～50 滴/分，以防输液过快导致心跳增加，引起脑脊液的液体静压增高，增加脑脊液漏的危险。严密观察引流液的性状及引流量，若引流液的颜色由血性变为淡红色或黄色清亮的液体，或敷料渗出液为淡红或浅黄色，应考虑为脑脊液漏，立即通知医生，给予正压引流或拔除引流管，及时更换敷料，避免逆行感染；严密观察患者意识情况、体温是否变化及有无头痛、呕吐、颈项强直等颅内感染的症状，同时遵医嘱应用抗炎药，给予补液等支持治疗，尽量避免咳嗽、咳痰。

（4）呼吸系统感染　术后卧床期间鼓励患者做深呼吸，帮助患者多翻身、叩背，促进气道分泌物排出，尽快解除气道阻塞。教会患者保护切口和进行有效咳嗽的方法：用双手按住季肋部或切口两侧，限制胸部或腹部活动的幅度以保护切口，在深吸气后用力咳嗽，并作间断深呼吸。痰液黏稠不易咳出者，嘱患者每日摄入充足的水分，可选抗菌药或糜蛋白酶经雾化吸入的方法稀释痰液，每日 2～3 次。

八、出院指导

根据患者不同的健康状况，指导出院后合理休息，避免过度劳累、过早负重；出院后 3 个月避免重体力劳动，预防跌倒，避免提拉等使脊柱过度活动、受重力的动作，活动时戴颈托、胸带、腰围 2 个月；生活规律，保持乐观、稳定的情绪；养成良好的饮食习惯，均衡饮食，保持大小便通畅，保持皮肤清洁；遵医嘱应用神经营养药物。常规 1 个月、3 个月、1 年、2 年、3 年、5 年复诊。同时提供科室咨询热线电话，并定期进行电话随访。

第七章

感染类疾病

第一节 · 脑结核

一、概述

脑结核主要有四种类型：结核性脑膜炎、结核瘤、结核性脑炎、结核性脑膜脑炎。结核杆菌进入蛛网膜下腔，引起增生性脑膜炎，脑脊膜变混浊、肥厚，以脑基底池和鞍上池为著。在脑表面有很多散在的白色小结节，在脑实质和脑室内有多发的小干酪样结核灶，蛛网膜下腔有大量黄色胶样渗出液，脑膜血管呈全动脉炎改变并可有脑梗死。由于大量渗出物沉积，蛛网膜粒炎症，可引起脑积水。结核瘤常在脑表浅部位，结核瘤为黄色结节状，质地较硬，中心为干酪样坏死及钙化，结核瘤周围明显水肿。

二、病因

脑结核主要是结核杆菌感染，侵袭脑部所导致的疾病。早期可有发热、头痛等症状。如果出现脑组织损伤，会形成相应的功能障碍。

1. 结核性脑膜炎疾病病因

结核杆菌侵入淋巴系统进入局部淋巴结，因菌血症经血行播散进入脑膜和脑实质，包括室管膜下等部位，并在此复制。当宿主免疫功能降低或因年老，病灶内的结核杆菌激活而破入蛛网膜下腔，随脑脊液播散，历时数天至数周即可引起结核性脑膜炎。结核性脑膜炎多为全身性粟粒型结核病的一部分，通过血行播散而来。结核病变波及脑膜主要通过血行-脑脊液途径。结核性脑膜炎的发生与机体的高度过敏性有关。此外，结核性脑膜炎亦可因脑实质或脑膜干酪灶破溃而引起。偶见脊椎、颅骨或中耳与乳突的结核灶直接蔓延侵犯脑膜。

2. 结核瘤疾病病因

原发性结核发生血行播散停止后，在中枢神经系统内可有许多结核杆菌存留，一旦细胞介导的免疫发生变化，结核杆菌即可形成小结节，这些结节并不扩散破入蛛网膜下腔，故不形成脑膜炎，而是在脑实质内发展，形成外围有致密纤维的大小不等的结核瘤，一般直径小于1cm。这些结核瘤呈黄白色或灰黄色，与周围脑组织分界清楚，中心为干酪样坏死组织或肉芽组织，机体防御能力强者可完全形成钙化。极少中心液化形成单纯性脓肿。脑膜上的结核结节可扩大形成扁平状结核瘤。

病灶以单发者多见，可发生于颅内任何部位，幕下以小脑半球为主，小儿患者多见；幕上则以额叶、顶叶多见，其他脑实质内少见，如脑干、胼胝体、松果体，亦可见于脑室内和脑池内，如鞍区、枕大池、桥小脑角，尚可见于脑膜。多发者可同时汇集在同一脑叶内或同时在左、右大脑半球及幕下，有时可成堆局限在脑表面。结核瘤病变区常有脑膜粘连，特别是颅后窝更多见，有人统计高达80%。结核瘤在脑内多位于脑表层，也可位于脑深部，其包膜较硬，与周围界限清楚，周围的脑组织有水肿，血供少。

三、临床表现

常见临床表现有发热、头痛、盗汗、食欲缺乏、烦躁不安、呕吐，晚期表现为意识丧失，可有频繁抽搐。脑神经受损以面、视、动眼、外展等神经较易受累，颈项强直，布氏征、克氏征阳性。血管病变以及结核瘤可有局灶性中枢神经系统损害表现或肢体瘫痪、癫痫。脑结核瘤占中枢神经系统结核的2%，常伴有结核性脑膜炎及颅外结核表现，是一种临床少见的中枢神经系统结核，其体征不典型，常易误诊，可发生于颅内任何部位，单发或多发，以颅内压增高症状为主要表现。

四、治疗原则

对于脑结核，建议患者急性期进行系统的抗结核治疗，同时应用脱水降颅压以及对症药物治疗。对于脑结核的抗结核治疗，要坚持早期、适量、联合、规律、全程的用药原则，同时考虑药物对血脑屏障的通透性。临床常用的抗结核药物有异烟肼、乙胺丁醇、链霉素、吡嗪酰胺、利福平等，通常采用上述四个药物联合应用，具体用量以及方法需要专科医生进行指导。经过内科治疗之后如果没有疗效，可以考虑外科手术治疗，外科手术治疗可以改善脑结核的积水情况。

五、护理措施

1. 密切观察患者病情变化

如体温、脉搏、呼吸、血压、瞳孔、面色及肢体活动等情况的变化。并注意观察患者精神状态、颅内压增高征象等，发现异常及时报告主管医生进行相应处理。护理人员要准备好抢救物品，如氧气、吸痰器、压舌板、开口器、舌钳、镇静药、脱水药和强心药等。如果患者发生惊厥要即刻采取急救措施，镇静止惊、吸痰、吸氧，牙关紧闭者用开口器撑开口腔，用舌钳将舌牵出，防止咬伤或者舌后坠而引起窒息。

2. 呼吸道护理

若患者处于昏迷状态，且吞咽、咳嗽反射消失，严重影响通气功能，应协助患者保持去枕平卧位，头后仰偏向一侧，以防呕吐物与分泌物吸入气管引发窒息。对于痰液黏稠、分泌物过多的患者可给予雾化吸入，促进痰液排出。护理人员嘱清醒患者保持安静，取侧卧位，以防止呕吐物吸入气管而发生窒息。同时，要减少不必要的刺激，保持室内温湿度适宜。

3. 高热护理

高热时确保患者绝对卧床休息，多鼓励患者饮水。每日需测量体温4～6次，对体温高于39℃的患者行物理降温，包括头部冷敷、温水擦浴等，尽量不采用退热药，避免体温骤降导致虚脱，减少大脑对氧的消耗，防止高热惊厥发生。

4. 饮食护理

对于昏迷未能进食的患者，给予静脉补液，同时还应进行鼻饲，给予富含维生素和蛋白质的全流质食物。少食多餐，进食速度要缓慢，避免患者呕吐。建议高蛋白、高纤维、易消化、清淡饮食，必要时请营养科会诊，强调饮食对患者的重要性。患者由昏迷转为清醒后状态良好，遵医嘱进行鼻饲撤管以训练吞咽功能，撤管后进食时使患者处于半卧位，先给予流质饮食且量不可过多，2～3天后患者适应经口进食，再给予3～5天的半流质饮食，最后改为软质饮食，循序渐进地过渡到正常饮食。

5. 皮肤护理

（1）减轻局部压力 评估患者压疮危险性，加强患者及家属对压疮的认知，增加巡视频次。患者长时间昏迷则易发生压疮，责任护士每2h协助患者翻身1次，翻身时要控制好力度，先轻轻将患者抬起来，再缓慢移动，尽量减轻皮肤与床铺的摩擦力，在骨骼突出部位，可取一软枕垫在下面，以减轻局部压力，定时协助患者更换舒适的体位，有效预防压疮。

（2）保持皮肤干燥清洁 应保持床单位清洁、干燥，定期为患者擦拭皮肤，对贴身衣物要勤更换，对大小便失禁的重症患者，每次大小便后需及时采用温水轻轻地擦拭会阴部与肛周皮肤，避免细菌感染，禁止采用肥皂及含有酒精等刺激性的清洁物品，以免造成皮肤干燥。

6. 管道护理

针对结核性脑膜炎患者留置导管的问题，做好管道的分类和标记，在管道上贴上标签。注意向患者和患者家属讲解管道的安全性和重要性，在交接工作时做好管道的巡视，及时纠正管道存在的堵塞或脱落情况。

7. 纠正水、电解质代谢紊乱

患者常伴有稀释性低钠血症，因此应补充钠盐量，根据患者病情调整输液量。伴有低钙血症的患者可静脉补充葡萄糖酸钙，纠正酸中毒，控制脑水肿，保障输液通畅。

8. 用药护理

抗结核药物治疗的原则是早期、质量、联合、规律、全程，并根据医嘱应用激素类药物，目的是抗休克、减轻脑水肿、抗纤维素性粘连、减轻蛛网膜下腔的炎症反应，从而减少并发症和后遗症。护理人员要按照医嘱及时准确应用抗结核药物。静脉滴注抗结核药物时，宜现用现配。在输液过程中要加强巡视，滴速不宜过快，如发现患者出现呼吸困难、发绀、面色苍白、皮疹等症状时，要及时通知医生进行抢救。护理人员要注意患者体液状态，观察有无脱水或水分过多的表现；监测电解质的变化，准确记录出入量，患者能够口服时尽量减少静脉补液量。指导患者用药时，需严格按照查对制度进行，做好记录，防止错发与漏发的情况；患者用药期间观察询问其感受，若有不适可告知医师并协助其处理。

9. 隔离消毒

患者常伴有肺部结核病灶，应做好隔离、消毒工作，对地面、空气、物体表面进行消毒，避免交叉感染。同时保障住院环境的清洁安全，病房每天定时通风，确保空气新鲜。限制探视的人数，给患者创建安静舒适的休养环境。

10. 心理护理

在患者意识较为清醒时，加强与其交流，动态掌握其心态的波动情况，并给予对应的心理疏导，通过鼓励性动作与微笑表情传递给患者安慰与关爱，确保患者能感受到来自护理人员的爱护，更加配合和依赖护理人员；关心患者的心理情绪变化，给予患者安慰和鼓励，向患者详细说明该疾病的形成机制、病理特点、注意事项等，消除患者对于病情的误解，缓解患者的不良情绪；对患者进行心理护理的同时还需关注其家属的情绪，耐心、及时解答患者家属的疑问，给其提供必要的帮助。

11. 康复护理

（1）需要结合患者具体情况，为其制定针对性的康复方案。在给予患者肢体按摩以及被动活动过程中，可同时向患者及家属讲解此做法的目的和动作要领，确保无法完成院内治疗者在出院后能够继续开展康复训练。同时叮嘱患者与家属在病情恢复稳定后，早期进行肢体按摩以及适量活动对于康复的重要性，以及在康复训练中应坚持循序渐进的原则。

（2）对患者进行被动关节活动，先健侧再患侧，每次 20min，依次肘关节、腕关节、指关节，最后髋关节和膝关节。对于痉挛期患者可协助其手握玩具，预防发生关节挛缩、变形，同时进行上肢屈伸训练。待患者的病情稳定后，进行伸肘、上肢外展、前臂外旋等练习，如果患者肌张力消失或减弱，可同时进行关节牵张训练和压缩关节训练，每个疗程 30～40min，每日 2 次。

（3）针对存在失语情况患者，在与患者接触过程中以亲切的语言呼唤患者姓名，并详细向其讲解各项操作的具体方法和作用，取得患者积极主动的配合，同时运用手势等方法给予患者鼓励，并耐心指导其简单发音，由此过渡到短句，对于患者的进步及时给予肯定与表扬，帮助其树立信心。

六、出院指导

1. 健康教育

护理人员告诉患者居室要保持空气新鲜，阳光充足；平时要加强体格锻炼，经常坚持户外活动，提高机体抵抗力，以减少各种感染性疾病的发生；出现上呼吸道感染、中耳炎、鼻窦炎以及皮肤感染时，要及时进行彻底治疗。

2. 合理用药

告知患者抗结核药物的特殊性，需要全程用药、坚持治疗，切不可私自停药换药，以免发生耐药情况增加治疗难度和严重病情的发生。因每天用药种类过多，可能会出现某个药物忘记服用，告知家属定多个闹钟提醒用药；患者出院后也要一直服用抗结核药物，要做好病情及药物不良反应观察，比如异烟肼会对肝脏造成损害，应用此药物时至少 3 个月检查一次肝功能状况，如发现转氨酶升高，应与医生联系，在应用保肝类药物同时给予降酶药，若单纯转氨酶升高，则无需停抗结核药。另外一定要加强营养支持，只有充分的营养才有抗感染的能力。

第二节 · 脑脓肿

一、概述

脑脓肿是指由于脑实质受到寄生虫、真菌或者细菌的入侵而引发化脓性炎症，进而逐渐形成脓肿的一种疾病，多以颅内压升高等为典型症状。脑脓肿的形成分为三个阶段，第一阶段是急性脑膜炎、脑炎期，该阶段主要表现为全身感染反应和急性局限性脑膜炎、脑炎的病理变化。第二阶段是化脓期，该阶段主要表现为脑炎软化灶坏死、液化，融合形成脓肿，并逐渐增大。第三阶段是包膜形成期，该阶段脓肿外围的肉芽组织由纤维组织及神经胶质细胞的增生而初步形成脓肿包膜。

二、病因

根据病史分析可能的病因有：无感染灶菌血症，脑外伤及术后，颅脑手术相关脓肿形成（脑出血术后脓肿形成，脑肿瘤术后脓肿）。

1. 血源性

远隔部位感染灶产生的菌血症或脓毒血症，使细菌经血行播散至脑内，占脑脓肿发病的 10%~17%，脓肿多位于大脑中动脉分布区的脑白质或皮髓质交界处，且以多发性脓肿常见。

成人肺脓肿、支气管扩张症和脓胸、胆道感染、盆腔炎、牙周感染、皮肤的痈疖是最常见的感染源，在儿童先天性发绀型心脏病是潜在的致病原因（占发病的 4%~7%），细菌性心内膜炎形成的脓性栓子也是常见感染源。

2. 局部扩散性

最常见，占脑脓肿发病的 38.7%~70.2%，多为耳源性和鼻源性，有鼻旁窦化脓性炎症（形成额叶脓肿）或中耳和乳突的感染（形成颞叶和小脑脓肿）向颅内扩散，头皮局部化脓性疖肿或颅骨骨髓炎经导静脉扩散到颅内也是常见原因。

3. 损伤性

颅脑开放性损伤导致的异物嵌入；外伤性脑脊液鼻漏、耳漏导致的脑保护屏障的破坏，细菌直接从外界侵入。

4. 隐源性

不能明确感染来源，多为潜在的血源性感染，就诊时原发感染灶经抗菌治疗后已痊愈或自行消散，临床有 10.1%~42.3%的脑脓肿找不到原发病灶。

三、临床表现

（1）主要临床症状　包括发热、头痛、全身无力、肌肉酸痛、脉搏频速、食欲缺乏、嗜睡倦怠等。
（2）患者早期症状　外周感染灶的一般表现，如局部红肿、乳突疼痛、耳道流脓等；感染的全身反应，如发热、肌肉酸痛、脉搏频速、食欲缺乏、嗜睡倦怠、乏力、血象增高、C反应蛋白增高等。

（3）颅内感染症状　急性化脓性脑炎和脑膜炎时有高热、头痛、呕吐、全身酸痛乏力等症状。小儿可烦躁不安、易激惹。末梢血白细胞增高及中性粒细胞比例增高，颈项强直，脑膜刺激征等。脑脊液外观可呈毛玻璃样浑浊，严重者可呈米汤样。

（4）颅内压增高症状　表现为退热后仍有头痛、呕吐。头痛可以是持续性或阵发性加剧，清晨较重，用力或弯腰可加重，呕吐多为喷射性。部分患儿可出现嗜睡、神情淡漠，后期可出现昏迷。婴幼儿可表现有前囟张力膨隆、头围增大。

（5）局限性神经功能障碍　取决于脓肿的部位，额叶脓肿可有神情淡漠及性格的改变；颞叶脓肿可有同向性偏盲和感觉性失语；额顶部脓肿可有对侧的轻偏瘫和感觉障碍；小脑的脓肿可出现共济运动障碍、眼球震颤、肌张力和腱反射低下等；位于大脑半球表浅的脓肿尚可引起癫痫的发作，大发作和局限性发作均可发生，而且多数慢性期脑脓肿以癫痫为首发症状。

（6）脑脓肿危象　脑脓肿位于颞叶和小脑时容易产生脑疝。颞叶脓肿易产生颞叶钩回疝，患者可有剧烈头痛、呕吐、脉缓，随之昏迷，患侧瞳孔扩大。小脑脓肿可引起急性小脑扁桃下疝，剧烈头痛、呕吐后突然昏迷，双侧瞳孔散大，脉缓，血压升高，呼吸不规则、变慢甚至完全停止。

四、治疗原则

目前，临床上多采用抗菌药物抗感染、穿刺引流以及手术切除等方式进行治疗。

1. 抗菌药物抗感染

（1）一旦诊断，即全身给药（最好在取得脓肿标本后），必要时可鞘内或脑室内给药。开始时选用抗菌谱广的药，以后根据细菌培养和药敏结果改用敏感抗生素。用药持续时间要够长，必须体温正常、脑脊液和血常规正常后方可停药。在脑脓肿手术后应用抗生素，应不少于2周。

（2）单纯抗生素治疗脑脓肿的指征　①诊断尚不明确时的实验治疗；②患者不能耐受手术者（有出血倾向）；③颅内多发、分布范围广泛的小脓肿；④脓肿位于重要功能区，如脑干延髓；⑤脓肿体积小囊壁薄，位于脑室侧壁或与之相连，穿刺可能使脓肿破溃入脑室者；⑥伴有脑膜炎或室管膜炎者，手术可以导致感染深部扩散者。

2. 穿刺引流

穿刺抽脓术，穿刺法简便安全，既可诊断，又可治疗，适用于各部位的脓肿，尤其是对位于脑功能区或深部的脓肿（如丘脑、基底核）或老年体弱、婴儿、先天性心脏病及病情危重不能耐受开颅术者适用。穿刺法失败后，仍可改用其他方法。脓肿引流术主要适用于开放性脑脓肿引流不畅者；脓肿壁较厚的单发脓肿，估计通过一次性穿刺抽脓无法解决的患者，以免反复穿刺造成损伤。

3. 手术切除

（1）手术脓肿切除术　经穿刺抽脓失败者、多房性脓肿、小脑脓肿或脓腔内有异物者，以及真菌性脓肿均应行脓肿切除术，对脓肿破溃者也应紧急开颅切除脓肿，并清洗脑室内积脓。本法治疗彻底、颅内减压满意、术后使用抗生素的时间也可明显缩短。

（2）立体定向脑深部脓肿穿刺手术适应证　①全身感染已经控制，脓肿局限形成包膜的所有脓肿；②脓肿的影像诊断未明确，需穿刺来鉴别者；③脓肿位置深，位于重要功能区，如基底节区和脑干；④患者一般情况很差、不能耐受全麻或开颅手术，但脓肿的占位效应明显导致颅高压，需要穿刺排脓减压者；⑤脓肿多发，大小不一，开颅手术不能完全解决者；⑥脓肿紧邻脑室壁，有可能自发或切除术中破入脑室者；⑦药物治疗 2 周脓肿继续增大者或药物治疗 4 周脓肿大小未见明显缩小者。

五、护理措施

1. 术前护理

（1）一般护理　将患者安排在安静、舒适的病房内，保证患者获得足够的休息，保持病房内干净、整洁，帮助患者配备生活用品，提高患者生理、心理舒适度，与患者进行有效沟通，了解基本情况，询问患者需求。根据多方面评估结果确定护理重点，为患者制定针对性护理计划，保证患者接受治疗期间护理服务的全面性与持续性。

（2）心理护理　患者因病程长、病情反复、治疗费用高，易产生失助、悲哀甚至绝望的心理反应。应反复向患者进行疾病相关知识的宣教，说明通过系统治疗能控制病情发展，给予患者心理支持。协助患者做好各项检查，以及早明确诊断，并及时治疗。护理人员需准确评估患者心理状态，分析原因，采取针对性措施，帮助患者减轻压力，疏导负面情绪。

（3）饮食护理　指导患者进食高热量、高蛋白、富含营养的食物，以补充高热所导致的热量消耗，增强机体抵抗力。注意水、维生素的补充，维持电解质代谢和酸碱平衡。必要时静脉输液、输血，以改善全身状况。

（4）体位　协助患者处于合适体位，抬高床头 15°～30°，有利静脉回流，防止颅内压增高。

（5）术前病情观察　密切观察病情变化，观察患者临床症状、体征的变化情况（脉搏、血压、瞳孔、意识、呼吸），患者若出现发作性剧烈头痛，伴有喷射性呕吐、视物模糊、意识发生恶化时，提示病情加重，要立即通知医生，积极做好急诊手术术前准备。监测体温的变化，及时给予降温处理。遵医嘱选用有效抗生素，并观察药物疗效及不良反应。

2. 术中护理

麻醉方式有基础麻醉+局部麻醉（意识清楚的患者），全身麻醉，气管内插管（意识不清或无法配合手术的患者）。仰卧位，头偏向健侧，头部略高，以头圈固定。消毒铺巾尽量采用一次性敷料；手术中提取的脓液需及时送验；所有器械、物品按感染手术标准进行处理。

3. 术后护理

（1）体位　全身麻醉未清醒者，去枕平卧，头偏向健侧。麻醉清醒后血压平稳者床头抬高 30°左右，以利于颅内静脉回流、降低颅内压。躁动不安者给予保护性约束，并加以床栏。护理人员帮助患者取得舒适卧位，防止患者腰酸背痛、腹胀以及排尿困难等症状发生。患者拔管 6h 后，护理人员帮助患者行床上活动，12h 以后可在床上坐起，24h 以后若没有并发症症状可下床做轻度的活动，尽量避免肢体的大幅度活动。

（2）饮食护理　手术当日禁食，第 2 天起酌情给予流质，以后逐渐改为半流质、普食。医护人员应为患者制定科学饮食计划，引导、帮助其正确饮食，加强营养，给予高蛋白、高热量、高维生素饮食，宜选择低脂食物、新鲜蔬果，补充营养，提高免疫力，以促使患者尽早恢复健康。

（3）术后病情观察　密切观察病情变化：定时监测意识、瞳孔、血压、脉搏、呼吸、GCS 评分并记录。若患者出现意识由清醒转入昏迷、双侧瞳孔大小不等、对侧肢体瘫痪、血压升高、脉搏和呼吸减慢等，提示有发生血肿或水肿的危险，应立即通知医生，并做好抢救准备。监测体温的变化，及时给予降温处理。高热患者注意水、维生素的补充，维持电解质和酸碱平衡。如术后 3~5 天出现体温升高，注意切口、肺部及泌尿系统有无感染，以区别中枢性高热和感染性高热，有利于对症处理。及时清除呼吸道分泌物，保证呼吸顺畅，预防肺部感染。勤更换被单床褥，每日打扫病房，维持干净舒适，预防局部受压导致压疮，每隔 2h 协助患者翻身，按摩肢体，保证血液有效循环。

（4）管道和切口护理　妥善固定各种导管，特别是麻醉未完全清醒者或躁动不安者要适当约束肢体，以防患者自行拔管。脓腔引流管置于低位，低于脓腔至少 30cm，引流管位置应保留在脓腔中心。引流管可根据 CT 检查结果，加以调整和拔除。术后密切观察切口渗血、渗液情况，保持切口外敷料清洁干燥，如有潮湿、污染及时更换。患者头部可适度限制活动，活动时幅度不能太大，进行各项护理操作时，应确保动作轻柔，翻身时固定好引流袋，避免拉扯引流管，以防其受压、弯折，挤压引流管每 2h 一次，确保引流顺畅，预防受阻，发现异常时立即汇报医生并予以对症处理。

（5）用药护理　抗生素是治疗脑脓肿的重要药物之一。遵医嘱按时分组输注抗生素，确保有效血药浓度，达到控制感染的目的。需根据脓液细菌培养选用敏感抗生素。用药持续时间要够长，必须体温正常、脑脊液和血常规正常后方可停药。在脑脓肿手术后应用抗生素，应不少于 2 周，注意观察药物疗效及不良反应。用药过程中，注意观察体温变化，有无二重感染，合理使用脱水药，达到控制脑水肿、降低颅内压的目的，给药时间、剂量必须精确，并调整好速度，以防出现不良反应。

（6）训练肢体，加速意识恢复　根据患者入院时有无意识障碍，护理工作中除密切病情观察（床旁监护记录心电、血压和血氧变化，及时调整输液速度、氧气流量，确保各个参数良好）外，还增加了促进意识恢复的护理，包括：给家属讲解与患者言语交流的重要性、示范可以改善脑功能的肢体按摩、牵拉活动。由护理人员及家属分别多次进行，加速意识唤醒、恢复。每天 3 次评估意识恢复情况、评价实施效果。后续强化言语交流，肢体功能练习，促进脑区功能恢复，避免发生后遗症。

（7）术后疼痛护理　术后清醒患者，护士要及时询问患者疼痛的程度。对于影响患者休息的疼痛，护理人员要及时询问疼痛程度、部位及原因，如果疼痛剧烈，要注意是否为手术切口感染。患者切口疼痛多发生于术后 24h 内，给予一般止痛药可奏效，对于轻微疼痛，告知患者属于正常现象，可以通过与患者聊天、播放轻音乐转移注意力等，从而缓解疼痛感。颅内压增高所引起的头痛，多发生在术后 2~4 天脑水肿高峰期，常为搏动性头痛，严重时伴有呕吐，需依赖脱水、激素治疗降低颅内压，头痛方能缓解，脱水药和激素的使用应注意在 24h 内合理分配。

4. 并发症护理

（1）脑疝　遵医嘱使用脱水药物治疗如甘露醇、利尿药等，并做好急诊手术准备。保持呼吸道通畅，给予持续吸氧改善脑缺氧，绝对卧床休息，搬动时动作要轻柔。去除各种可能引起颅内压骤然升高的因素，如环境嘈杂、剧烈咳嗽、情绪激动等。

（2）癫痫　患者术后随时可能诱发癫痫发作，且常呈持续状态。在护理中要准备好急救药品，嘱患者多休息，专人守护，出现发作前兆或局部肢体抽搐时，务必立即汇报医生，取下活动性义齿，解松衣领、衣扣、裤带，头偏向一侧，保持呼吸道通畅，预防舌咬伤，并给予吸氧及对症治疗，对抽搐肢体切勿用暴力按压，以免骨折、脱臼等。注意发作类型、持续时间、频率以及伴随症状、体征，并记录。

六、出院指导

1. 健康教育

护理人员必须定期开展脑脓肿知识学习培训，让患者对脑脓肿相关知识进行了解，培训时间在 1h 左右。培训内容可以涉及药物治疗、疾病预防、饮食护理等方面，培训结束后，护理人员应该指导患者填写健康教育手册，便于护理人员更好地了解患者对相关知识的掌握情况，同时，护理人员还应该采取一定宣传手段，让患者对疾病有深层次的了解。

2. 病情

护士对患者出院后健康的生活方式、疾病康复知识以及并发症预防相关知识进行宣教，比如清淡饮食、适量运动、注意休息、保持心情舒畅、继续进行康复训练，糖尿病患者应控制血糖，慢性病患者应控制原发病，注意提高免疫力，定期来院复查。

3. 合理用药

患者出院前做好家庭自我护理指导，要求患者遵循医嘱服药，告知生活中的相关注意事项，例如饮食、天气方面的注意情况，避免术后感染、咳嗽加重病情。

4. 生活起居

提醒患者不可过于辛劳，注意休息，加强营养，保持大便通畅，科学进食，改善睡眠质量，加强体质，增强免疫力，避免长时间或大量运动，禁止从事危险性工作。平时清淡饮食，炎症消耗期加强高质量蛋白质摄入，避免高油、高糖饮食。采取健康生活方式，避免熬夜、抽烟、酗酒等降低抵抗力的行为，控制糖尿病等原发慢性病。积极向上、恬适安定的情绪有助于良好健康状态。

5. 定期随访

定期随访，术后 1 个月、3 个月、6 个月复查头颅增强 MRI 或增强 CT，注意体温变化，术后长期服用抗菌药物者应定期复查肝肾功能，如有不适及时诊治。

神经外科相关护理常规

附录一 · 中心静脉导管（CVC）置管

中心静脉导管（CVC）是将导管经皮穿刺运入中心静脉的导管，主要经颈内静脉、锁骨下段静脉将导管插入到上腔静脉或下腔静脉并保留。

一、优势

① 保留时间长，保护血管，减轻患者反复穿刺的痛苦。

② 中心静脉血管管腔粗大，血流快，化疗药物和刺激性药物对血管壁的刺激性较小，并且更容易吸收。

③ 化疗药进入大血管后立即被稀释，不良反应少。

二、适应证

① 测量中心静脉压，用以评估循环生理参数。

② 重症患者建立静脉通路，大量而快速的静脉输液，急救时维持血压。

③ 输入对外周静脉血管具有刺激性的药物（如营养液、高渗液体、血管活性药等）。

④ 用于严重创伤、大出血、休克、心肺复苏、大手术术后等危重患者及血管穿刺困难患者给药。

三、术前宣教

① 术前需检查血常规和凝血功能，由医生向患者及家属讲解并签署知情同意书、

② 嘱患者放松心情，向患者讲解置管的目的、操作方法及相关注意事项。

③ 根据不同的穿刺部位，指导患者掌握术中配合体位。

④ 穿刺前护士可根据情况指导患者沐浴或清洁穿剂处皮肤，穿棉质宽松内衣。

四、术中配合

① 按要求根据穿刺静脉选择合适的体位。

② 穿刺术中有任何不适，请及时与手术医生进行沟通。

五、术后宣教

① 置管后若出现心慌、气急、穿刺侧肢体活动异常等，及时告知医护人员。

② 置管后注意观察穿刺部位有无出血，若出血量多应报告医护人员进行换药，若出现红、肿、热、痛等不适，请及时告知医护人员。

③ 指导患者观察穿刺点敷料，有潮湿、污染、渗血、渗液、贴膜移动及时报告医护人员，由医护人员进行维护。

④ 股静脉置管患者减少活动，不可长时间站立或行走，禁止长时间坐轮椅，防止导管打折堵塞，卧床时床头应低于40°，穿脱裤子时避免牵拉导管。

⑤ 颈内静脉、锁骨下静脉置管患者活动不受限，置管期间颈部可做正常左右扭头、上下点头等动作，勿弯曲颈部以防导管打折影响液体输注。

⑥ 患者翻身移位时注意保护导管，以防导管滑出；如不慎脱出，不可将管路送回，不可随意走动，立即按压穿刺点，同时呼叫医护人员。

⑦ 留置管路期间应保持局部皮肤清洁、干燥，避免淋浴，以防水渗入敷料引起感染。

⑧ 输液期间不可随意调节滴速。

⑨ 血液透析患者的中心静脉留置导管是透析治疗专用，一般不作为其他用途，如抽血、输液、输血等。

六、出院指导

CVC 置管患者一般不建议带管出院。特殊情况需带管出院者应注意以下几点：

① 在治疗间隙期要按时到医疗机构进行管路维护及换药，常规要求每周更换敷料 1～2 次，输液接头每周更换 1 次。

② 患者及家属应随时观察导管有无回血现象，固定导管的贴膜是否松动、卷边，贴膜内有无水气。

③ 保持导管通畅。床上翻身、活动时保护好管路，不要打折与受压；颈内静脉置管者尽量减少颈部过度活动，防止回血堵塞。

④ 导管外露部分避免接触坚硬、锋利物品，并且不可牵拉，不可擅自撕拉透明贴膜，切勿玩弄导管，防止导管脱出。

⑤ 颈内静脉、锁骨下静脉置管患者可以从事日常工作、家务劳动。但需避免穿刺侧肩胛及手臂的过度负重（所提物品≤2500g），不要做重力提拉、引体向上、扩胸运

动、举重及其他剧烈运动，以防导管脱出或脱落。

⑥ 睡眠时尽量平卧或侧卧于置管对侧，以免压迫导管引起导管扭曲、受压变形或脱落；双手尽量远离 CVC，翻身时需轻缓，防止无意识拔管与脱管；咳嗽时尽量用手按压住置管处，防止导管滑脱。

⑦ 避免穿紧身及高领上衣，宜穿着柔软、宽松、便于穿脱的内衣。穿脱衣服应动作轻柔，避免牵拉导管。

⑧ 尽量选择凉爽的环境，减少汗液的分泌。

附录二 · 外周中心静脉导管（PICC）

一、定义

PICC 是经外周静脉穿刺置入中心静脉的导管。导管尖端位于上腔静脉。为患者提供中长期输液治疗（一般 7 天至 1 年）。

二、优势

① 部分药物对外周血管具有强烈的刺激。使用 PICC 可将药物直接注入大血管，能够避免对血管和周围组织的损害，提高药物疗效。

② 相对传统的 CVC，PICC 可减少血胸、气胸、导管相关性感染。

③ 减少每次输液穿刺给患者带来的痛苦。只要置管成功、维护适当，导管使用时限可达 1 年。

三、术前宣教

① 术前需要检查血常规和凝血功能。既往如有血管外科手术、静脉血栓、上腔压迫综合征放射治疗史、乳腺癌手术史、置入心脏起搏器等，应提前告知医护人员。

② 置管前 1h 进行局部清洁。准备宽松衣服。

③ 在置管前告知患者置管过程中的配合方法，协助患者训练。

④ 签署手术知情同意书。

四、术中配合

① 协助患者平卧，上臂外展与躯体成 90°，穿刺侧肢体制动。当导管插至颈静脉时，协助、指导患者朝穿刺侧转头并尽量将下颌靠近肩部。

② 置管过程中保持与患者交流，帮助患者保持放松状态。

③ 插管过程中患者若出现心悸、胸闷、气促等不适症状时，立即告知操作者。

五、术后宣教

1. 置管 24h 内

① 留置侧手臂可适当抬高，勿剧烈活动，尽量减少穿刺侧手臂侧卧位，尽量减少屈肘运动及使用置管侧手臂撑床。

② 如发现穿刺点渗血较多或置管手臂红、肿、热、痛，及时告知医护人员。

③ 穿刺侧手臂可做握拳松拳的活动，增加血液循环，一次 20 组，一天至少 3 次，如无明显渗血可适当增加。

④ 不宜穿衣袖过紧的衣服，以免穿脱衣时将导管带出。

2. 置管 24h 后

① 置管侧肢体不能剧烈活动，不能负重，可以从事吃饭、洗漱、穿衣等生活自理活动，适当增加握拳、松拳活动，促进血液循环，减少血栓的发生。

② 保持穿刺点清洁干燥，观察穿刺侧肢体有无肿胀和不适，如有不适随时报告医护人员。

③ 保持贴膜完整，保护外露导管，不能随意牵拉导管。

六、沐浴注意事项

① 置管期间减少沐浴频次，缩短沐浴时间，沐浴时可以选择淋浴，避免坐浴、盆浴。

② 沐浴前先用保鲜膜在贴膜处缠绕 2 圈，用小毛巾缠绕在贴膜上。再在小毛巾外缠绕 2~3 圈保鲜膜，上下缘用胶布贴紧。

③ 沐浴后检查贴膜有无渗水，如有渗水及时报告护士进行维护，居家时要到就近正规医院进行维护。

七、穿衣注意事项

① 置管侧肢体袖口不宜过紧。

② 穿脱衣服动作宜轻柔。

③ 穿衣时应先穿置管侧，脱衣时应先脱非置管侧。

④ 可取长筒丝袜一段、自制棉质筒形套或弹力网状绷带套在置管手臂穿刺处，加强对导管的保护，方便穿脱衣服。

八、出院带管居家注意事项

① 患者及家属应随时观察穿刺点有无出血、发红、分泌物，贴膜是否完整，有无松动，接头有无松动、脱落等情况；观察置管侧手臂有无局部疼痛、皮温增高、肿胀等发生，如发生上述情况，应立即前往医院进行处置。

② 保持穿刺部位贴膜清洁干燥，避免贴膜潮湿、卷边、松动、污染。

③ 避免在置管一侧手臂测血压及静脉穿刺，导管一侧手臂尽量不用于抽血检查。

④ 不可重力撞击置管部位，不要长时间压迫置管侧手臂。

⑤ 出院后可以从事一般日常工作、简单家务、体育锻炼，如煮饭、洗碗、扫地、置管侧手臂握拳及伸展等柔和动作，但时间不宜太长。

⑥ 避免使用置管侧手臂提超过 5kg 重物，严禁打球、拖地、抱小孩、拄拐杖、游泳、托举哑铃、引体向上等剧烈动作，以防止导管脱出和移位。

⑦ 穿脱衣服时注意不要牵拉导管，以防导管脱出。

⑧ 行增强 CT 检查时，注射对比剂切勿从不耐高压的 PICC 注入，以防导管断裂。

⑨ 治疗间歇期，每 7 天行导管维护 1 次。如因对透明贴膜过敏等原因可用纱布敷料，但应缩短更换时间，应 48h 更换 1 次。夏季可适当增加换药次数。

⑩ 若不能前往置管医院进行维护，应与当地正规医院取得联系寻求帮助，并参照《PICC 维护指南》，如有需要及时联系置管医院。

九、在院外发生以下紧急情况时应及时打电话或返院

① 冲管困难，不通畅。

② 穿刺点红肿、化脓、渗血、渗液等，按压无效。

③ 导管断裂或破损，立即将穿刺侧肢体制动，按压住体外导管并即刻来院，将断裂部分的导管一同带到医院。

④ 导管外移或脱出，禁止将脱出的导管重置入体内。

⑤ 不明原因的发热，体温＞38℃。

附录三·植入式输液港

一、定义

输液港是一种可完全植入皮下并长期留置在体内的静脉输液装置，由输液座和放射显影的静脉导管组成，是目前国际上首选的可长期留置的静脉输液系统。因全部装置埋植于人体内，起到类似港口的作用而得名"输液港"。输液港能将化疗药物直接

输送到中心静脉，有效防止了化疗药物对外周血管壁的刺激，为化疗患者提供了安全可靠的静脉通路。

二、优势

① 留置时间长，满足输液治疗需要。
② 减少反复穿刺的痛苦和难度。
③ 防止药物外渗对外周血管及组织的损伤。
④ 对日常生活的限制少，可以沐浴、游泳等，提高生活质量。
⑤ 无导管外露，感染风险低，维护简单，且不需要每周维护。

三、术前宣教

① 术前需检查血常规和凝血功能。
② 如有药物过敏史提前告知医生。
③ 既往有心脏病、肺部疾病的患者应告知手术医师。
④ 术前需禁食 4h，禁水 1h。
⑤ 入手术室时穿宽松衣服，女性不穿着文胸。
⑥ 签署手术知情同意书。

四、术中配合

① 术中有任何不适，需及时与手术医师沟通。
② 取去枕平卧位，头部偏向对侧。
③ 避免咳嗽等动作，上肢不要活动。

五、术后宣数

① 术后手掌按压切口部位 2h，防止皮下积液。
② 术后若无不适即可进食、饮水。
③ 放置输液港的部位可能会出现紫斑，一般 1～2 周可自行消失。
④ 24h 内置港侧肢体减少活动，24h 后可酌情增加活动，但仍应避免负重，保护穿刺处，避免受到外力撞击，同时要防止年龄小的儿童因局部疼痛或异物感而将输液港自行拔出。
⑤ 出现置港部位疼痛、局部敷料渗血或渗液、贴膜潮湿或松脱需立即报告医护人员，否则易造成感染及导管脱落。

⑥ 缝线脱落前（10 天左右）保持局部干燥，每 2～3 天要换药一次，缝线脱落或拔针 72h 后方可洗澡。

六、穿刺无损伤针后宣教

① 穿刺局部有疼痛，影响睡眠，请告知医护人员。
② 穿大领口衣物，避免女性内衣带摩擦穿刺部位。
③ 保持局部干燥，避免敷料潮湿。
④ 局部避免外力撞击。
⑤ 小心穿脱衣服，避免将无损伤针带出。
⑥ 穿刺港底体及夹颈部避免做剧烈的运动。
⑦ 输液时局部有肿胀等不适应及时告知医护人员。
⑧ 输液结束后若护士未及时应答请关闭输液夹。
⑨ 出院时拔除无损伤针。
⑩ 居家输液患者需随时检查伤口敷料有无卷边、脱落，避免移动针头的位置。沐浴过程中需保持穿刺部位干燥。

七、院外指导

① 留置静脉输液港患者出院后每 4 周到医院维护 1 次。如出院后不能回院维护时，请在当地正规医院请专业人员使用专用的无损伤针进行维护。
② 输液港处出现红、肿、热、痛则表示皮下有感染或渗漏，必须返院就诊。局部、颈部及同侧上肢水肿、疼痛时应及时检查。
③ 禁止用强力冲洗导管，避免高压注射。
④ 如计划不再使用输液港，应联系植入医生将输液港取出。
⑤ 患者外出需携带输液港识别卡（可放在口袋、钱包等位置）。

附录四 · 留置针

一、定义

静脉留置针由不锈钢的针芯、软的外套管和塑料针座组成。穿刺时将外套管和针芯一同刺入血管中。当套管连入立管后退出针芯，仅将柔软的外套管留在血管中进行静脉注药。

二、优势

①　保护患者血管，减少液体外渗。患者长时间输液或移动穿刺侧肢体时，导管不易滑出血管。

②　减少反复穿刺给患者带来的痛苦。

③　保护护理人员，防止针刺伤的发生。

三、留置好穿刺后宣教

①　留置针一般留置 3～4 天。

②　带管期间不要牵拉管路。

③　穿刺肢体不要负重。

④　穿刺点及敷料周围皮肤不要打湿。

⑤　更衣时注意防止导管脱出。

⑥　穿衣时，先穿置管侧衣袖；脱衣时，后脱置管侧衣袖。

⑦　导管留置期间应尽量减少留置肢体的剧烈活动，但可以进行简单动作如取拿物品等。

⑧　留置期间如需洗澡，应采用淋浴。使用保鲜膜包好穿刺部位并尽量抬高穿刺肢体，以便保持贴膜干燥。

四、院外指导

①　留置针固定后，做到四"不要"，即不要撕拉敷贴或者胶布，不要旋动留置针尾的接头以防止接头脱落，不要将延长管的卡子打开，不要做剧烈运动。

②　在家期间发生意外脱落，立即使用无菌棉签压住针眼处 3～5min，如有凝血功能障碍的患者可延长按压时间。在不使用留置针期间，可用袜子制作成护套或弹力绷带套住，以免留置针意外牵拉脱落。

③　穿刺点及周围皮肤避免打湿。穿刺侧肢体避免负重。